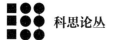
科思论丛

本书由中国劳动保障科学研究院资助出版

RESEARCH ON THE GOVERNANCE
AND SERVICE SYSTEM OF
CROSS-REGION HEALTH CARE

# 异地就医
# 管理服务机制研究

赵斌 著

社会科学文献出版社
SOCIAL SCIENCES ACADEMIC PRESS (CHINA)

# 前　言

　　异地就医现象源自我国常态化人口迁移和基本医疗保险属地化管理之间的不适应，是我国高速城市化、工业化和经济要素迁移的外在表现之一。这一议题与我有着不解的缘分。早在 2008 年，我初入中国人民大学求学，所接触的第一个医保课题就是异地就医管理服务机制研究。在当时，我国异地就医管理服务仍以垫付报销制为主，参保者饱受垫付难、报销难的困扰，经办机构也深陷监督审核难、骗保多发的困境中。2009—2010 年，我在国务院医改办（国家发改委社会司）实习期间，正逢新一轮医改热火朝天推进的初始阶段，异地就医问题是当时亟须解决的问题之一。必须承认，短短数年间，在各级政府及工作人员的努力下，我国异地就医管理服务机制取得了极大进步，省内异地就医联网实时结算基本实现，跨省异地就医也出现了诸多自发的跨省协作机制。但是，社会对于异地就医管理服务机制的诉求仍然强烈，异地就医问题仍然占据了报纸、人大议案的诸多版面。

　　其实，从异地就医管理服务机制的发育情况看，如果不考虑全国随意流动就医的不合理诉求，当前的制度已基本能满足异地就医管理服务需求。不考虑新农合制度，参保人实际可以通过各种方式（实时结算、垫付报销等）在国内进行异地就医，虽不甚便捷，但不至于没有渠道。同时，我国省内异地就医联网实时结算基本实现，各省参保者能够顺畅地到本省医学中心城市（多为省会城市或副省级城市或计划单列市）就医；在许多区域，如泛珠三角、泛长三角、西南片区、西北片区等，自发搭建的跨省异地就医协作平台也基本满足了参保者到区域医学中心城市就医的需求。与我们一直师法的欧盟跨国就医机制相比，我国异地就医便捷性并不输之，甚至更胜一筹。

为何异地就医问题仍然如此火热？这恐怕要追溯到我国 2009 年新医改。新医改的最大成就是实现了医保全覆盖和待遇的快速提升，这提高了参保者对医疗服务的消费能力，民众诉求已从病有所医转为病有优医，就医倾向也从基层医疗机构转为本地高级别医疗机构，从本地优质医疗机构转为省内优质医疗机构、区域内优质医疗机构乃至全国最优质医疗机构。这催生了诸如郑州一附院这种航母级医院的出现，各级医学中心城市优质医疗机构门庭若市、一床/一号难求、黑市号源价格快速飙升，部分三线、四线城市的县级医疗机构甚至部分地市的三级医疗机构则床位富余甚多。

必须向诸位读者道歉，这本专著仅聚焦在基本医疗保险管理服务机制研究方面，并未深究深层次的问题，所提建议和思考也仅是"打补丁式"的对策，并未讨论根本性解决方案。当然，根本性解决方案意味着制度的重构，本身也不可行。本专著更加关注怎样才能有序就医和便捷就医以及如何提高监管能力和完善信息系统等方面的问题，实际上治标不治本，难以根除异地就医问题，仅能在改善管理服务质量以及提高经办能力、监管能力和民众满意度方面提出相关建议与对策。

我国的异地就医现象是当前大时代的产物，有着深厚的社会历史背景。除医疗保险制度问题外，本书还有深层次的问题并未讨论，尚待进一步研究。例如：医疗服务市场发展和变化（医疗资源配置结构的变化）与异地就医之间的关系；异地就医机制带来的公平性问题，顺畅的异地就医管理服务机制的受益人群分布问题；反馈到各类媒体中的异地就医难问题的主要发生人群有哪些，其诉求是怎样的，这些诉求是否应作为基本医疗保险制度改革的优先选项；异地就医现象很大程度上源于人民对生命的追求和对本地区医疗机构的不信任，如何完善；随着我国城镇化和工业化的基本完成，经济日渐稳态的情况下，异地就医现象是否会自然减弱；中央和地方政府之间的事权和财权划分与异地就医管理服务之间存在怎样的关系；在属地管理情况下，异地就医管理服务的付费方式改革和控费机制改革；等等。

本书还想提醒各位实务界和学术界的领导、专家，过于便捷的异地就医管理服务机制可能有如潘多拉的盒子，一旦打开，带来的可能不是赞誉，而更多的是各类新问题，甚至灾难。这些问题包括：形式上解决了地域间就医不公平的问题，却难以缓解低收入人群使用不足的问题；如果无法有效控制和有序运行，便捷的异地就医很可能加剧医疗资源地域分布不均衡的情况；等等。这些问题对于分级诊疗机制、支付制度改革、医疗费用控制、医疗资源配置合理化等一系列制度都将提出新的要求。本书更多的价值可能是一本历史史料，让读者了解我国为异地就医做了什么，为什么要做这些，以及当前面临的一些问题。这些都是未来进一步研究的基础，也万望实务界领导结合本地实践审慎借鉴。

另外，在这里必须向诸位读者道歉，本专著可能出现重复的问题，原因是本专著的原型是研究报告，研究报告采取的是总报告加分报告的结构，其中总报告是分报告的汇总、凝练和提升。作为专著出版时，为保障每一章节逻辑的全面，可能存在些许重复问题。

本书得以出版，必须感谢如下老师、领导和同事的帮助。首先，必须感谢中国人民大学王虎峰教授。王老师是我医疗保障领域研究的引路人，他带我做的第一个课题就是异地就医管理服务机制研究，这些研究经验是本书的重要基石。当然，也要感谢当时的课题组成员（戴莉师姐、王永才同学、赵兵同学、文裕慧同学、侍二琳同学等），当时的讨论对我理解这一问题大有裨益。其次，我要感谢金维刚所长和王宗凡主任。两位领导在我进行本研究时给予了极大的帮助。特别感谢人社部社保中心张锋同志。张锋同志是医疗保险经办管理领域的高才，我的许多思路和想法都来自与他的讨论，感谢他慷慨的资料支持。当然，课题组成员也对本研究做出了巨大贡献，这里一并谢过，就不一一列举。特别要感谢我的家人，尤其是夫人、岳母和宝兹。夫人和岳母大人悉心照料宝兹，让我能够腾出时间认真地从事研究，非常感谢；这里，也向我家宝兹郑重道歉，爸爸无法陪你尽情玩耍，甚是抱歉，但爸爸很欣慰你的快速成长。

此外，还要感谢董克用教授、李珍教授、仇雨临教授、吕学静教授、褚福灵教授等著名学者对本书的指导和帮助；感谢顾雪非师兄、关博师兄、王超群师弟、易春黎博士、陈曼莉博士、曹琦师姐、刘芳师妹等同仁对本研究提出的宝贵意见和给予的帮助；感谢所内诸位领导和同事对本研究的支持和帮助，对我的关照和忍让；感谢中国劳动保障科学研究院对本书出版的资助，感谢科研处李艺副处长、俞贺楠博士的协调和帮助；感谢人社部医保司、社保中心、医保研究会及云南、福建等地方人社部门对本研究的支持和帮助；感谢社会科学文献出版社刘荣副编审、韩晓婵编辑为本书出版所付出的辛勤劳动。

最后，以"医疗卫生政策关乎千万人生命和健康"来与诸君共勉，烦请切记此类研究和工作与千万人的生死相关，万望谨慎。当然，也希望能够与诸君一同努力推进中国的医改工作，共建健康中国。

赵　斌

2016 年 10 月于北京

# 目　录

# 第一章　绪论

## 一　研究背景和意义

所谓异地就医，简言之即在参保统筹地域之外的就医行为。这一情况，早在公费、劳保医疗时代就已存在。但在当时单位制社会管理模式下，数量极为有限，并未引发社会关注。

随着我国改革开放的逐步深化，我国进入了农业社会向工业社会、计划经济向市场经济的双转型时期。飞速提高的城市化程度和速度带动各种资源在城乡之间、不同城市和地域之间频繁地迁移和流动，人口流动和迁移日益频繁和常态化。

特别是 2009 年新一轮医改后，我国在 2011 年基本实现了全民基本医疗保险覆盖。全民医保情况下，常态化的人口迁移与基本医疗保险以地市级为主的属地化管理之间的不适应加剧，使得参保者就医时参保地和就医地不同的现象日益频繁，异地就医服务管理需求不断上升，异地就医问题开始凸显。特别是，早期缺乏不同地区之间有效的异地就医管理服务协作，以垫付报销制为主的异地就医管理服务模式使得这一问题更加明显，参保者垫付难、报销难问题，难以稽核确认，从而出现骗保等问题，不断见诸报端。

从文件和实践看，实现异地就医的顺畅和有序是 2009 年以来新一轮医改的重要目标之一，各项医改文件普遍涉及这一内容。

2009 年《中共中央国务院关于深化医药卫生体制改革的意见》及其配套文件《医药卫生体制改革近期重点实施方案（2009—2011年）》都提出"以异地安置的退休人员为重点改进异地就医结算服务"，"建立异地就医结算机制，探索异地安置的退休人员就地就医、就地结算办法"。人力资源和社会保障部等部委发布了《关于基本医疗保险异地就医结算服务工作的意见》（人社部发〔2009〕190 号），对解决这一问题提出了原则性意见。之后，各地积极探索解决异地就医结算问题的方法。为进一步解决异地就医问题，人力资源和社会保障部 2014 年发布《关于进一步做好基本医疗保险异地就医医疗费用结算工作的指导意见》（人社部发〔2014〕93 号）。2016 年，李克强总理在政府工作报告中亦提出加快推进基本医保全国联网和异地就医结算，并在答记者问时承诺 2016 年要基本解决省内异地就医结算问题。

但是，从效果上看，当前异地就医管理服务机制并未完全满足民众的要求，异地就医结算手续虽逐步顺畅但仍较复杂，监管虽有所改善但效果有限，各地平台的运行还不顺畅，有序异地就医的目标并未实现，"盲目"、"浪费"的异地就医行为数量过多，"亟须"的异地就医却因为部分管理服务机制短板而十分艰难。因此，存在进一步完善基本医疗保险异地就医管理服务机制的需求。特别是当前各项研究中也缺乏对异地就医工作的总结、评估和研究。党的十八届三中全会所作出的决定再次明确指出："要坚持全覆盖、保基本、多层次、可持续方针，以增强公平性、适应流动性、保证可持续性为重点，全面建成覆盖城乡居民的社会保障体系。"异地就医管理服务机制作为医疗保障制度适应流动性的重要环节，也需要进一步完善。为此，有必要对当前异地就医管理服务机制的改革和运行情况进行评估，并对需要进一步完善的方面提出相关建议。

## 二 异地就医的概念、成因和分类

### （一）异地就医的概念

异地就医是指基本医疗保险的参保人到统筹地区以外的医疗机构就医或者购药，并且获得基本医保补偿的就医行为。异地就医产生的根本原因为基本医疗保险的属地管理基本原则与民众医疗需求不适应。一般而言，异地就医是一种跨统筹地区的就医行为，可分为异地安置、异地工作、转外就医及异地急诊四大类。[①] 在基本医疗保险语境下，"异地"指个人参保的统筹地区以外的中国大陆境内的其他统筹地区，"就医"指参保人发生了就医或购药行为。

一般而言，我国当前的异地就医行为可分为三种不同的层次：第一种层次的异地就医行为指参保者到县统筹区以外但仍处在与其参保统筹区同一地市范围内的医疗机构就医或购药；第二种层次的异地就医行为指参保者跨地市到省内另一地区医疗机构就医或购药；第三种层次的异地就医行为指参保者跨省到其他地区的医疗机构就医或购药。

异地就医管理服务则是指医保经办机构对发生异地就医的参保人群所提供的管理和服务的统称。

### （二）异地就医的成因

从表面来看，异地就医具体表现为以下七种形式：

第一，历史原因导致的异地就医。主要体现为：计划经济时期支援二线、三线建设的人员从中西部省份退休后，返回上海、北

---

① 戴伟，龚勋．异地就医管理存在的问题与对策［J］．中国药物经济学，2007，24（10）：29 - 32．

京、天津等原籍地居住。如青海20世纪六七十年代全国各地的援建人员退休后回原籍安置，形成了为数众多的省外异地就医人员，全省职工医保异地就医人数近28万人，占全部职工医保参保人员的31.2%。

第二，人口流动的常态化，特别是在区域间经济联系日益紧密、劳动人口迁移日益常态化的情况下，异地工作、异地出差等导致的异地就诊和购药情况日益频繁。

第三，就近就医产生的异地就医。有些地方行政区划狭长，到其他省市或地市医疗机构的距离更近，更为方便。如甘肃省地形狭长，部分统筹地区参保人员省外就医比到省会兰州就医更加便捷；内蒙古地形狭长辽阔，东部的呼伦贝尔市、兴安盟、通辽市、赤峰市赴东三省就医，乌海市、阿盟到银川就医，都比赴呼和浩特市更为方便；山东省东营市利津县参保者赴滨州市就医。

第四，原行业统筹单位采取异地集中参保方式，加之这类单位职工分布点多、面广、线长，导致异地就医情况较多。

第五，独生子女政策背景下，越来越多的老年人在退休后随子女异地居住，产生了相应的异地就医需求。

第六，经济发展、收入改善后，选择更宜居地区居住产生的异地就医。随着收入提高，人们更注重生活品质，选择到更加宜居的地方居住的情况增多，导致了相应的异地就医需求。省层面主要是北方省份参保者赴相对温暖湿润的南方省份居住，如东三省参保者赴海南省居住；内陆省份参保者到沿海城市居住。地市层面则主要是内陆城市赴沿海城市、自然环境较好城市居住，如山东省内陆地市参保人员赴威海、日照、烟台、青岛等海滨城市居住。

第七，医疗资源配置不均衡导致的转外就医情况。分两种情况：一种是区域内医疗资源匮乏、技术水平有限，许多疑难杂症确实无法处理，不得不转外就医。这是医疗资源的分布和配置的问题。如内蒙古由于医疗机构水平相对较低，省内异地就医情况较少，大部分患者选择转诊到北京、天津、东三省就医；西藏由于医疗技术水平较低，较重疾病患者大多转到西安、成都、北京和上海等地就医。另一种则是因追求更高质量医疗服务产生的异地就医需求，因为对本地区医疗机构和资源的不信任而选择转外就医。跨省转外就医主要表现为主动要求赴区域医学中心（北京、上海、广州、西安、成都等地）就医人群的增加；省内异地就医则主要表现为赴省会和经济发达地区就医人群的增加。

根源上，异地就医现象源自日益频繁的人口流动与基本医疗保险属地化管理原则之间的不适应。异地就医的需求产生于人口流动的增加、医疗卫生资源的地区分配不均、医保统筹层次过低以及居民对高水平医疗服务的日益重视。随着我国城市化进程的推进，我国当前的流动人口不断增加，导致医保参保人员在一地缴费而在另一地工作、生活、出差、旅游的现象日益普遍，由此产生了医保参保人员对异地就医需求的不断上升。同时，由于我国经济发展水平存在明显的地域差异、城乡差异，人们不断提升的对健康的重视程度以及不断增加的对高水平医疗服务的需求，与地区间配置不均的医疗卫生资源形成了愈加明显的矛盾，进而导致患者为追求高水平医疗服务而跨医保统筹区前往优质医疗资源集中的经济发达地区和大城市就医。基本医疗保险统筹层次较低则是致使异地就医出现问题的重要政策因素，过低的统筹层次不但放大了异地就医的需求，而且使得异地就医面临诸多制度障碍，产生了异地就医"看病难"、"看病贵"以及报销难等问题，根据测算，如果实现了地市级统筹，将可以解决约80%的异地就医问题，实现"同城无异地"①。

除医保统筹层次低外，致使异地就医问题不断凸显的原因还包括各地医保政策不同、医保信息不联网、医保机构协作度低等制度

---

① 吴光. 破解异地就医难，曙光在前！［J］. 中国医疗保险，2009（7）：21 - 23.

问题。属地化的医保管理制度，不同的医保待遇、报销政策、操作标准以及信息系统，以及实时联网系统和协管体系的缺乏，导致各地医保信息无法实现有效、规范的连接；地区间医保经办机构相互合作对异地就医行为进行监控的机制的薄弱进一步加重了异地就医问题。

## （三）异地就医人群的分类

通常，按照发生异地就医的原因，可以将异地就医人群分为五类：一是退休后在非参保地长期居住的人群以及其他在非参保地长期居住的异地安置人群；二是受单位派遣，长期在非参保地工作的异地工作人群，以及在异地常住的人口；三是成建制的异地流动工作的群体；四是因病情需要（或个人要求）转至非参保地医疗机构就医的异地转诊人群，如有疑难杂症、重大病患需要异地转诊的群体；五是因临时出行（如出差、学习、探亲、旅游等）而需在非参保地医疗机构接受急诊的异地急诊人群。

在现实管理工作中，上述依照发生原因的分类并不利于进行异地就医管理服务。因此，部分统筹地区以半年或一年为标准，将异地就医人群分为长期和短期异地就医两种。同时，也常依据异地就医发生原因的主客观程度，分为主动的异地就医和被动的异地就医两种。

# 三　文献综述

## （一）我国异地就医的概念与现状

### 1. 异地就医的概念

不同的学者对异地就医的概念有着不同的理解和界定。大部分学者认为异地就医中的"异地"指参保统筹区之外的地区，也有较少一部分学者认为异地就医中的"异地"指户籍地以外的地区。因而，对于异地就医就有两种定义：一种是指基本医保参保人到参保统筹区以外的医疗机构就医或购药，并获得基本医保补偿的就医行为；另一种则是指基本医保参保者在其户籍地以外的医疗机构就医或购药，并获得基本医保补偿的就医行为。当前大部分学者都在研究中采用第一种定义，仅有极少数学者认同第二种定义。

**2. 异地就医的现状**

当前的异地就医现象主要涉及四类人群：异地安置人员，即退休后在非参保地长期居住的人群以及其他在非参保地长期居住的人群；异地工作人员，即受单位派遣，长期在非参保地工作的人群；异地转诊人员，即因病情需要而转至非参保地医疗机构就医的人群；异地急诊人员，即因临时出行而需在非参保地医疗机构接受急诊的人群。

一般而言，我国当前的异地就医行为可分为三种不同的层次：第一种层次的异地就医指参保者到县统筹区以外的但仍处在与其参保统筹区同一地市范围内的医疗机构就医或购药的行为；第二种层次的异地就医指参保者跨地市到省内另一地区医疗机构就医或购药的行为；第三种层次的异地就医指参保者跨省到其他地区的医疗机构就医或购药的行为。

在实际的政策制定和实施上，因为制度、技术以及管理等方面的限制，各地对上述不同的四类异地就医人员以及三种不同层次的异地就医行为往往设有不同的政策规定，但综合各地情况，可以看到，尽管各地异地就医具体政策各有不同，但在政策制定和实施上具有一定的共性：

第一，从异地就医人数和费用占统筹区总就医人数和费用的比例上可以看到，异地就医人数占统筹区总就医人数的比例很低，但其报销费所占比例较高。2007年底，湖北省异地就医总人数仅为

41653 人，占当年城镇职工医保参保人数（644.5 万人）的 0.65%。[①] 2007 年，江苏省异地就医登记人数占城镇职工基本医疗保险参保人数的比例为 1.19%[②]，费用占比为 8.76%。[③] 2010 年，宁波市城镇职工基本医疗保险和城镇居民基本医疗保险异地就医人员有 1.9 万人，占参保总人数的 0.8%，费用占比为 5.4%。[④] 2007 年，云南省异地就医登记人数占城镇职工基本医疗保险参保人数的 2.7%，费用占比为 7.2%。[⑤] 2013 年，广西城镇职工基本医疗保险异地就医备案登记人数占参保人数的 1.89%，费用占比为 9.14%。[⑥] 2013 年底，吉林省城镇基本医疗保险异地就医备案登记共计 89252 人，占当年全省城镇基本医疗保险总人数的 0.65%。[⑦] 2013 年，重庆江津区城镇职工异地住院报销人次占比和基金支出占比分别为 22.17% 和 27.65%，分别较上年增长 43.61% 和 47.26%；城镇居民异地住院报销人次占比和基金支出占比分别为 23.31% 和 24.85%，分别较上年增长 131.21% 和 195.65%。[⑧]

第二，由于我国当前医疗资源分布不均，同一省内不同统筹地区的异地就医情况可能存在较大的差距。2007 年，江苏省南京市异地就医人数占比为 1.76%，而宿迁只有 0.22%。[⑨] 2013 年，吉林省

① 刘钑. 创新管理机制 破解异地就医难题——湖北省异地就医现状分析及对策建议 [J]. 中国医疗保险，2009（1）：46 – 47.

② 夏铧，张晓，仝晶晶. 江苏省异地就医现状分析及对策研究 [J]. 中国医院管理，2009（4）：58 – 60.

③ 王健，周绿林. 异地就医管理理论与政策研究 [J]. 中国卫生事业管理，2009，26（12）：802 – 803.

④ 傅松涛. 宁波市区统筹异地就医情况浅析 [J]. 卫生经济研究，2011（9）：21 – 23.

⑤ 李妍，熊武. 云南省完善医疗保险异地就医服务管理的现实选择 [J]. 保险研究，2010（5）：27 – 34.

⑥ 苏一华，吴学武. 化解异地就医管理难题对策研究 [J]. 人事天地，2014（8）：28 – 32.

⑦ 王喆. 吉林省异地就医管理服务实践探索 [J]. 中国医疗保险，2014（12）：47 – 49.

⑧ 罗芳，李兴莉，杨松，付斌斌. 重庆江津区异地就医费用报销管理难点及建议 [J]. 中国医疗保险，2014（7）：46 – 48.

⑨ 夏铧，张晓，仝晶晶. 江苏省异地就医现状分析及对策研究 [J]. 中国医院管理，2009（4）：58 – 60.

长春市作为省会城市，优质医疗资源集中，异地就医行为较少，而白城和延边则较高。①

第三，当前我国异地就医主要以省内跨统筹区异地就医为主。部分省份统计的异地就医人数分布数据显示：30% 为市内，50% 为省内跨地市，20% 为跨省。② 2013 年底，吉林省城镇基本医疗保险异地就医中，绝大部分为省内异地就医行为，占 67%，省外异地就医占 33%。③ 不过，在青海省，青海省本级异地就医人员均在省外就医。④

第四，根据早期的异地就医研究成果，在四大类的异地就医人员中，异地安置的退休人员占绝大多数。人社部 2007 年的调查发现，异地安置人员占比达 71.41%。⑤ 2007 年底，湖北省异地定居的占 83.54%，异地工作的占 10.51%，异地转诊的占 3.63%，因公临时外出的占 2.32%。⑥ 2010 年，宁波市异地安置人员就诊人次占比 49.2%，转外地就诊人次占比 24.2%，异地工作占比 17.2%，急诊占比 9.5%。⑦ 2007 年，云南省异地安置人员占比 36.78%，异地工作人员占比 18.41%，转外就医人员占比 14.29%，其他人员占比 30.52%。⑧ 2010 年，青海省本级异地安置人员占比 70%，异地工作人员占比 28%。⑨ 2011 年，青海省异地安置就医人数占异地就医总人数的 75%。在异地住院和门诊中，离退休人员都是主要组成部分。⑩

---

① 王喆. 吉林省异地就医管理服务实践探索 [J]. 中国医疗保险，2014 (12)：47-49.
② 邹莘. 结算"出手"，打通异地就医通道 [J]. 中国社会保障，2010 (8)：84-85.
③ 王喆. 吉林省异地就医管理服务实践探索 [J]. 中国医疗保险，2014 (12)：47-49.
④ 杨玉琳. 异地与本地就医费用比较及合作进程 [J]. 中国医疗保险，2011 (4)：40-41.
⑤ 吴光. 破解异地就医难，曙光在前！[J]. 中国医疗保险，2009 (7)：21-23.
⑥ 刘铌. 创新管理机制 破解异地就医难题——湖北省异地就医现状分析及对策建议 [J]. 中国医疗保险，2009 (1)：46-47.
⑦ 傅松涛. 宁波市区统筹异地就医情况浅析 [J]. 卫生经济研究，2011 (9)：21-23.
⑧ 李妍，熊武. 云南省完善医疗保险异地就医服务管理的现实选择 [J]. 保险研究，2010 (5)：27-34.
⑨ 杨玉琳. 异地与本地就医费用比较及合作进程 [J]. 中国医疗保险，2011 (4)：40-41.
⑩ 杨玉琳. 异地安置退休人员医疗费用现状分析——以青海省本级为例 [J]. 中国医疗保险，2012 (8)：21-23.

第五，随着异地就医的发展，越来越多的研究显示异地转诊人员正在逐渐取代异地安置人员成为异地就医的主要人群。2009 年，湖北省鄂州市异地就医登记人数占全市参保总人数的比例为 12%。转外就医的占大多数，达到 62.5%。其他依次为异地安置人员，占20.5%；异地突发疾病患者，占 14.4%；其他类型的占 2.6%。①2013 年，广西城镇职工基本医疗保险异地就医人员中，异地安置退休人员占比 35.45%，异地转诊人员占比 33.33%，异地急诊人员占比 18.69%，异地工作人员占比 12.52%。② 2013 年底，吉林省城镇基本医疗保险异地就医中，异地转诊人员占比 67%，长期异地就医人员占比 33%。③

第六，异地就医人员多倾向于前往北上广等大型城市和经济发达地区寻求医疗服务。2007 年，湖北省异地就医人员就医流向主要集中在武汉、上海、北京等地。④ 云南省异地就医人员流向以昆明、玉溪等为主，异地就医人员首选就近的医疗条件较好的省级或地市级公立医院。⑤

## （二）异地就医的结算管理模式

当前各地的异地就医结算管理政策一般而言都遵循着根据参保地待遇标准和规定对异地就医费用进行结算的管理原则。在具体的政策实践中，在遵循上述原则的基础上，各地纷纷根据本地情况针对异地就医的结算管理采用了不同的结算管理模式。

一般来说，现有较为常见的异地就医结算管理模式包括传统报

---

① 湖北省医保中心. 建立融合共享的区域协管模式——对异地就医服务管理模式的探索与思考 [J]. 中国医疗保险，2009（7）：27 - 29 + 26.
② 苏一华，吴学武. 化解异地就医管理难题对策研究 [J]. 人事天地，2014（8）：28 - 32.
③ 王喆. 吉林省异地就医管理服务实践探索 [J]. 中国医疗保险，2014（12）：47 - 49.
④ 刘钲. 创新管理机制 破解异地就医难题——湖北省异地就医现状分析及对策建议 [J]. 中国医疗保险，2009（1）：46 - 47.
⑤ 李妍，熊武. 云南省完善医疗保险异地就医服务管理的现实选择 [J]. 保险研究，2010（5）：27 - 34.

销式、医保经办机构之间以及医保经办机构和医疗机构之间的委托代办协议协作制、异地间点对点或平台对平台的联网实时结算模式等。不同的学者在对各地的异地就医政策进行总结的基础上得到了不同的异地就医结算管理模式划分方式。有学者将异地就医结算模式划分为五种，分别是省级结算中心模式、医保经办机构间委托代理模式（即参保地社保经办机构与就医地社保经办机构相互委托代办异地就医人员的医疗费用报销）、点对点异地定点联网结算模式、办事处模式（即就医地针对一类特殊人群专门成立部门进行处理）以及子系统嵌入模式（即参保地的社保机构建立异地就医子系统，采取"参保地政策、就医地管理"的业务模式，为异地就医人员提供即时结算服务）。[①] 此外，还有学者将异地就医结算模式分为三类：①经办机构直接管理，即报销制，包括三种形式：将医疗费定额包干到个人或用人单位使用，节余归己，超支不补；限额报销；按规定比例报销。②异地协作管理，包括四种形式：委托监管，异地就医人员由就诊地医保经办机构集中监管；委托协查，参保地医疗保险经办机构在报销过程中向就诊地医保经办机构、定点医疗机构进行调查；委托报销，异地就医人员医疗费用由代办服务机构定期到参保地报销；委托结算，参保地医保经办机构与异地定点医疗机构通过联网结算。③异地联网结算，指双方医保经办机构通过异地就医信息联网实时结算。这种模式可以细分为区域联网结算和局部定点联网结算两种方式，前者是在一个区域范围内建立医保联网体制，后者是医疗保险经办机构与少数定点医院、定点药店进行联网结算。[②]

## （三）异地就医的政策效果

异地就医政策的实施有效地缓解了异地就医人员看病难的问题，

---

① 王虎峰，元瑾. 医保异地就医即时结算五大模式［J］.中国医院院长，2014（20）：67－69.

② 王健，周绿林. 异地就医管理理论与政策研究［J］.中国卫生事业管理，2009（12）：802－803＋808.

异地就医人员无须在就医时先行垫付高额的医疗费用，也无须再走繁琐漫长的报销手续，极大地便利了此类人员的就医行为。由此，异地就医便利性大大提升，导致有异地就医需求的参保人员对异地医疗服务的消费显著增长。以山东省为例，在异地就医启动之初，山东省某省会医院一个月接收的异地就医患者仅有十几人次，一年后，这一数字已增长为 300 人次，到了 2013 年末，该医院接收的异地就医患者达到 350 人次，异地就医人数明显增加。

异地就医政策在显著缓解异地就医看病难问题的同时，进一步加剧了异地就医看病贵问题。由于在异地就医过程中就医的医疗机构常常会将异地就医人员视为自费病人，因而会倾向于对此类病人采用高于本地标准的用药和诊疗内容，进而导致了异地就医人员医疗费用的明显增长。此外，异地就医导致参保地医保经办机构无法有效对跨参保统筹地区就医者的就医行为进行监管，异地就医欺诈骗保事件发生的概率往往高于常规性就医，不足 2% 的异地就医人次能够滋生出 30% 以上的欺诈骗保案件，严重扰乱了异地就医秩序，进一步加剧了异地就医"看病贵"问题。

此外，由于异地就医政策便利了异地就医行为，跨参保统筹地区前往医疗资源较为集中地区的就医行为日益频繁，异地就医人群异地就医进一步向北上广等大型城市和经济发达地区集中。

对于医保参保地区而言，异地就医政策便于患者跨统筹区向省市级大型医疗机构流动导致参保地医保经办机构对就医行为的监管难度上升，有力监管的缺失及以医疗机构存在的针对非本地参保人群过度医疗的问题导致医疗资源不能合理利用问题进一步加剧，异地就医费用占参保地医保基金支出总费用的比例不断增长，基金超支风险加大。有研究测算了异地就医对医保基金的支出压力，结果发现，某省 A 县如果异地就医政策不变，2013 年赴省城异地就医的医保基金将增加到 1057.38 万元，而实际上赴省城异地就医的医保基金增加到了 9753.13 万元，比测算结果超出 8695.75 万元。① 此外，异地就医人群异地就医向省市级大型医疗机构集中也加剧了本地区基层医疗机构的生存压力，不利于医疗资源的地区均衡分配以及分级诊疗制度的形成。

对于就医地区而言，异地就医政策的实施会导致就医地医疗机构人满为患（如在上海，三级医院收入的30%来自外地患者②）以及医疗机构的超负荷运营，不利于医疗机构的医疗服务质量的提升。此外，由于异地就医监管难度较大，在实践中当前医保经办机构对异地就医行为的监管尚不完善，致使部分医疗机构为谋取利益而偏向于收治外来患者，从而对就医地参保人群的就医产生了消极影响，不利于保障就医地参保人群的合法权益。为了完善对异地就医行为的监管，参保地医保经办机构一般会选择与就医地医保经办机构合作，由就医地医保经办机构对在本地区发生的异地就医行为进行监管，并将监管信息与参保地医保经办机构共享，以实现对异地就医行为的监管。但由于我国医疗资源地区分配不均，各地间的异地就医流向往往是单向性的，异地就医的常态是经济欠发达地区的患者集中流向经济发达地区就医，很少出现经济发达地区患者流向经济欠发达地区就医的情况，因而这种地区间合作、委托监管的政策实际上加重了就医地医保经办机构的业务负担。

## （四）异地就医政策存在的问题

### 1. 管理服务能力滞后于政策的发展

纵观当前我国异地就医政策与实践，可以看到，无论是在异地就医的患者方面，还是在医保经办机构异地就医管理服务与监督方

---

① 何文炯，蒋可竟，朱云洲. 异地就医便捷化与医保基金风险——基于 A 县的分析 [J]. 中国医疗保险，2014（12）：15 - 17 + 20.

② 程沛然，陈澍，陈英耀. 医疗保险异地就医管理政策的案例分析 [J]. 中国卫生资源，2015（1）：53 - 56.

面，都存在不容忽视的问题。

在异地就医患者方面，由于医疗机构往往将异地就医人员视为自费患者，常会出现为异地就医人员提供过度医疗服务的问题，相同病种的医疗费用，异地就医患者远远高于在参保地就医的本地患者，导致异地就医人员看病贵问题；此外，地区间联网实时结算尚未完全实现，导致当前许多地区异地就医人员必须先行垫付高额的医疗费用，而后再回参保地进行报销，且报销周期较长，报销手续繁琐，不利于异地就医人员看病难问题的解决；另外，由于当前我国各地医保政策各有不同，医保待遇地区差距明显，我国异地就医政策的公平性问题无法得到有效解决，易使患者对制度产生不满。

在医保经办机构对异地就医的管理监督方面，随着异地就医政策的实施，异地就医人员不断增加，对异地就医人员以及相应的医疗机构的监管难度都在不断提升，医保经办机构经办压力不断增大，骗保以及过度医疗现象屡见不鲜，严重影响医保基金安全；此外，在当前的异地就医政策实践中，参保地的医保经办机构往往缺乏与就医地医保经办机构的有效合作，难以形成有效的针对异地就医医患双方行为的监管，致使骗保等违规行为无法得到有力查处；另外，当前各地的医保政策以及医疗费用凭证皆不统一，参保地医保经办机构在对异地就医患者的异地就医费用进行报销时困难较大，导致异地就医的监管成本进一步上升；最后，对相关违规异地就医行为缺乏有力的惩处措施，无法有效约束异地就医医患双方行为也是当前异地就医存在的一大问题。

**2. 异地就医顺畅化带来新的挑战**

异地就医顺畅化将会导致异地就医规模的进一步扩大，这对有序异地就医的实现、异地就医的有效监管以及医保基金的安全都提出了更为严峻的挑战。

首先，异地就医的顺畅化会在一定程度上提升人们对异地就医的需求，导致异地就医人数不断增加，异地就医费用快速增长，对异地就医地医疗资源的需求不断上升。由于一定时间内就医地的医疗机构和医疗资源是有限的，不断增长的就医需求和有限的医疗供给之间将产生明显的供需矛盾，导致大城市及经济发达地区的医疗机构长期处于超负荷运行状态，不利于当地医疗服务质量的提升，对就医地参保人群就医需求的实现产生了不利的影响。顺畅化的异地就医的实现导致的异地就医规模的增加也会使得地区间医疗资源的合理配置难以实现，经济不发达地区和小城镇等医疗资源相对匮乏的地区的医疗机构的生存环境进一步恶化，严重影响分级诊疗体系的形成。

其次，由于异地就医顺畅化导致异地就医规模不断扩大，医保经办机构的业务负担也随之加重，对异地就医行为的监管难度显著提升，这对参保地、就医地双方的医保经办机构的业务能力都提出了更大的挑战。

最后，顺畅化的异地就医所导致的异地就医规模的增加将会导致异地就医费用不断上升，医保基金支付压力不断增加；再加上就医地医疗机构往往存在诱导异地就医患者过度医疗的动机，在各地区间医保经办机构合作不力，无法对异地就医行为实行有效监管和约束的情况下，医保基金的安全性将受到显著的冲击。

### （五）解决异地就医问题的相应对策

总结相关研究文献，可以看到，解决当前异地就医存在的问题需要采取以下几种措施：一是提高医疗保险的统筹层次[1]；二是优化

---

[1] 赵歆妍. 有节制的方便异地就医 [J]. 中国医疗保险，2014 (7)：24；晓前. 异地就医的两个着力点 [J]. 中国医疗保险，2011 (4)：5；医疗保险"一卡通"技术标准体系研究课题组. 湖南省医疗保险异地就医服务与管理 [J]. 中国医疗保险，2010 (1)：19 - 22；王健，周绿林. 异地就医管理理论与政策研究 [J]. 中国卫生事业管理，2009 (12)：802 - 803 + 808；王喆. 吉林省异地就医管理服务实践探索 [J]. 中国医疗保险，2014 (12)：47 - 49；吴光. 破解异地就医难，曙光在前！[J]. 中国医疗保险，2009 (7)：21 - 23.

医疗资源配置；三是建立合理有效的转诊制度，科学引导就医流向①；四是健全医疗保险转移接续制度，将异地安置人员及农民工等长期居住在非参保地的人群的医保关系纳入安置地医保系统，实现属地参保②；五是加快顶层设计，由中央层面建立异地就医协作管理体系和部级协调机构，实现各地异地就医监管合作，改革管理体制，将下级医保机构直接纳入上级医保机构管辖范围，加强上级医保机构对下级医保机构的管理控制，为地区间医保机构的协调合作提供更加有力的制度支持③；六是加强信息化建设，推行一卡通，统一医保目录、信息标准、操作标准，建立中央、省级、市级结算平台④，在全国建立异地就医协作管理体系和费用清算中心⑤，建立全国异地就业管理服务专项调剂基金⑥，设置社会保障专网⑦；七是加强监管制度建设，

① 韩志奎. 即时结算决非治本之道 [J]. 中国医疗保险，2014 (7)：23；田芬. 全民医保亟待打破"十不"瓶颈 [J]. 中国医疗保险，2014 (3)：20 – 23；赵歆妍. 有节制的方便异地就医 [J]. 中国医疗保险，2014 (7)：24；王喆. 吉林省异地就医管理服务实践探索 [J]. 中国医疗保险，2014 (12)：47 – 49；谢莉琴，李亚子，那旭. 基于各级新农合信息系统实现异地就医管理实践与问题研究 [J]. 中国数字医学，2014 (12)：6 – 8；黄华波. 跨省就医即时结算：风险与监管 [J]. 中国医疗保险，2014 (10)：16 – 18；徐书贤. 解开异地医保即时结算关键之结 专访中国人民大学医改研究中心主任、公共管理学院教授王虎峰 [J]. 中国医院院长，2014 (20)：64 – 66.
② 田芬. 全民医保亟待打破"十不"瓶颈 [J]. 中国医疗保险，2014 (3)：20 – 23；汤淑琴，张承杰，王瑞霞. 异地就医化"异"为同 [J]. 中国石油企业，2010 (7)：84 – 85.
③ 汤淑琴，张承杰，王瑞霞. 异地就医化"异"为同 [J]. 中国石油企业，2010 (7)：84 – 85；晓前. 异地就医的两个着力点 [J]. 中国医疗保险，2011 (4)：5；医疗保险"一卡通"技术标准体系研究课题组. 湖南省医疗保险异地就医服务与管理 [J]. 中国医疗保险，2010 (1)：19 – 22；刘明生. 加强医疗保险异地就医管理的思考 [J]. 改革与开放，2010 (8)：66 + 69.
④ 邹萃. 为了异地就医不再难 [J]. 中国社会保障，2010 (2)：70 – 72；徐书贤. 异地医保互通关山待越 [J]. 中国医院院长，2014 (20)：56 – 59；张苗，刘晴. 异地就医：从区域协作到全国统筹 [J]. 中国社会保障，2008 (6)：74 – 75；段政明. 异地就医管理的几点思考 [J]. 中国社会保障，2014 (4)：80 – 81；医疗保险"一卡通"技术标准体系研究课题组. 湖南省医疗保险异地就医服务与管理 [J]. 中国医疗保险，2010 (1)：19 – 22；刘明生. 加强医疗保险异地就医管理的思考 [J]. 改革与开放，2010 (8)：66 + 69.
⑤ 贺国俊，乌家伟，曾乔林. 托管协作：让异地就医不再难 [J]. 中国社会保障，2009 (7)：80 – 81.
⑥ 贾洪波. 欧盟跨国医疗保障政策协作机制分析 [J]. 价格月刊，2009 (5)：63 – 65 + 73.
⑦ 医疗保险"一卡通"技术标准体系研究课题组. 湖南省医疗保险异地就医服务与管理 [J]. 中国医疗保险，2010 (1)：19 – 22.

以就医地监管为主，异地就医人员划归就医地区管理①，由国家授权
各地经办机构监管所有病人，并由财政支付异地委托监管费用②，在异
地就医比较集中的省会城市和直辖市设立省级统一领导的异地就医专
属管理机构③，推广和完善医保智能监控，加强违规行为查处④，建立
全国异地就医管理服务稽查机构；八是改革支付方式，如采取总额预
付制、病种异地限额支付等方式，对异地就医成本加以控制⑤。

　　此外，相关研究指出，解决异地就医问题的政策改革应当区分
短期、中期和长期目标。但有关短期、中期、长期目标的具体内容，
不同学者有不同的看法。部分学者认为，政策改革的短期目标应为
实现市级统筹的联网即时结算，中期目标则是实现市与市之间的联
网即时结算，远期目标是实现省际联网结算⑥。还有学者认为，短期
目标为全面实现市级统筹，中期目标为全面实现省级统筹，远期目
标则为实现异地就医全国联网结算⑦。另有学者认为，近期目标应是
通过国家组织指导，统筹地区自愿参与，按照同省优先开展的思路，
建立统筹地区之间的异地就医托管协作关系，远期目标则是提高统
筹层次，逐步实现省级统筹，完善托管机制，最终建立全国性的异
地就医人员托管制度。⑧

① 贺国俊，乌家伟，曾乔林. 托管协作：让异地就医不再难 [J]. 中国社会保障，2009（7）：80 - 81.
② 张苗，刘晴. 异地就医：从区域协作到全国统筹 [J]. 中国社会保障，2008（6）：74 - 75；徐书贤. 解开异地医保即时结算关键之结　专访中国人民大学医改研究中心主任、公共管理学院教授王虎峰 [J]. 中国医院院长，2014（20）：64 - 66.
③ 胡大洋. 异地就医管理误区与难点分析 [J]. 中国医疗保险，2014（3）：41 - 43.
④ 黄华波. 跨省就医即时结算：风险与监管 [J]. 中国医疗保险，2014（10）：16 - 18.
⑤ 萧江. 异地就医：成本控制是关键 [J]. 中国社会保障，2009（11）：73；万虹，陈莎丽，刘瑞林，杨冠芬，谭惠，张巍，杨习兵，王建栋，郑华华. 如何做好异地就医参保人的服务与管理 [J]. 中国医院，2012（1）：69 - 71；王喆. 吉林省异地就医管理服务实践探索 [J]. 中国医疗保险，2014（12）：47 - 49.
⑥ 苏一华，吴学武. 化解异地就医管理难题对策研究 [J]. 人事天地，2014（8）：28 - 32.
⑦ 刘玮玮，贾洪波. 基本医疗保险中异地就医管理研究 [J]. 中国卫生经济，2011，30（6）：15 - 17.
⑧ 贺国俊，乌家伟，曾乔林. 托管协作：让异地就医不再难 [J]. 中国社会保障，2009（7）：80 - 81.

### （六）欧盟国家异地就医政策研究

当前欧盟国家的异地就医问题主要集中于欧盟各国间跨国异地就医行为，一国内部跨地区就医的异地就医问题较少。

总结欧盟各国的异地就医人群，主要涉及如下五类：第一类为跨国旅游因突发意外而产生异地就医需求的人群；第二类为在参保国退休后前往非参保国的国家长期居住的人群；第三类为居住于跨边境的社区的共享语言文化的人群；第四类为自发跨国前往非参保国就医或购药的人群；第五类为因病情需要而转诊至其他国家就医的人群。①

有关欧盟国家异地就医问题的研究主要集中于以下几点：首先是评估关于跨国就医病人权利规定的影响。由于欧盟内部的协作多是国家层面的协调，因而在那些医疗保障制度筹资主要由地方政府负责的国家卫生服务制度国家中，不同地区间由于利益问题往往会产生矛盾，最终使得跨国异地就医的政策无法有效落实。其次，由于欧盟各国的医疗资源存在分布不均的现象，因而跨国异地就医政策的实施会导致欧盟内部各国患者集中流向那些医疗资源丰富的国家，导致这些国家的医疗机构出现超负荷运行的问题，就医地医疗机构及其医务人员都因此而面临更大的运营压力，这些国家的公民的医疗服务可及性受到不利的冲击。再次，由于当前欧盟各国有关医疗制度的法规和标准各不统一，且针对跨国异地就医问题尚未形成完善的监管体系，因而跨国异地就医的医疗服务质量的保障、对各国相关制度规定的适应以及医疗连续性的保障都成为亟待研究的问题。另外，跨国异地就医政策的实施必然导致部分国家和地区的患者数量不断上升，这种就医行为在此类地区的不断集中对当地相关经办机构的经办服务提出了更加严峻的挑战。最后，针对罕见性

---

① Rosenmöller M., McKee M., and Baeten R. Patient Mobility in the European Union: Learning from Experience [M]. Copenhagen: WHO Regional Office for Europe. 2006.

疾病的跨国治疗合作问题也是当前欧盟国家对跨国异地就医问题进行研究的一个重点。

## 四　理论框架、研究内容和研究方法

### （一）理论框架

总结已有文献和访谈资料，笔者认为，异地就医管理服务有以下两个核心问题。

第一，异地就医管理服务便捷性和有序异地就医之间的协调，即在怎样的管理模式和政策下，便捷的异地就医管理服务会引导异地就医行为的逐步有序化而非无序化。这是一个重要问题，如果不能解决，便捷的异地就医管理服务将使医保基金和医疗资源得不到有效的配置。无序的异地就医将使异地就医人群向区域性医学中心城市和国家医学中心集中的程度进一步加深，为满足这些需求，医疗卫生资源配置将进一步向这些医学中心城市倾斜，进一步恶化其他地区的医疗资源水平，恶化资源配置公平性，形成一个恶性循环。

第二，异地就医行为中医疗机构和就医人群行为的有效监管问题。随着异地就医信息系统的发展，异地就医人群的有效监管问题可以有效缓解，但是医疗机构的行为难以监管，特别是在当前属地管理、各自为政、缺乏有效协调机制的情况下。从实践来看，随着总额控制在各地的普遍实行，医疗机构已经出现了对异地就医人群应用更多目录外服务和药品的情况，并且日益严重。

因此，研究异地就医问题的核心在于如何使得异地就医更加顺畅便捷并加强对医疗机构和就医人群医疗服务的监管。这些问题的解决需要基于对我国目前异地就医政策的分析，评估我国现有异地就医的政策模式，借鉴国外异地就医管理经验，最终提出完善我国异地就医的政策建议。

## （二）研究内容

### 1. 异地就医的成因、类型和规模

本书将讨论异地就医现象的成因，异地就医人群的类型，以及相应异地就医类型对应的人群规模。

### 2. 不同类型、不同层次异地就医政策

本书将对上文所述五类人群、三种层次的异地就医政策进行分析。五类人群包括：异地安置的退休人员，长期在异地居住；异地居住的常住人口；成建制的异地流动工作的群体；临时出差旅游，需要急诊的患者；有疑难杂症、重大病患，需要异地转诊的群体。三种层次为：同一个地市范围内，不同县区之间的异地就医管理服务机制；在同一个省里，不同城市之间的异地就医管理服务机制；跨省的异地就医管理服务。

### 3. 评估异地就医政策的影响

不同模式异地就医政策的影响，包括如下三个层面：

第一，对异地就医现象本身的影响，包括异地就医人群的数量、流向（地域和医疗机构级别等），异地就医的费用变化（流向、费用变化等），参保者异地就医费用报销流畅程度，是否仍需要垫资，等等。

第二，对参保地的影响，包括对医保基金（医保基金支出情况、转外就医人均医疗费用、转外人员医保基金支出等）、医保经办服务（转外就医业务量、审核难度、监管难度、如何与本地区付费方式配合等）、医疗服务市场（医疗机构收入、医疗服务水平等）、患者就医行为的变化等方面的影响。

第三，对就医地的影响，包括对医保基金、医保经办服务压力、医疗服务市场、就医地患者就医行为的变化（便捷程度等）等方面的影响。

### 4. 比较不同异地就医模式的效果

以异地转诊就医为重点，比较不同异地就医模式和不同异地就

医管理方式的差异。重点关注异地就医管理服务政策对医保基金安全和可持续性的影响。

**5. 总结国外异地就医管理服务政策的经验**

对部分典型国家（地区）的异地就医管理服务政策进行研究，总结其经验，提出对我国的建议。

**6. 我国分类推进异地就医管理服务的政策设计**

按照异地就医的不同类型，分类设计相应的管理服务政策。其中，重点关注异地转诊就医政策对我国医保基金安全和可持续性的影响，并对可能造成的基金损失规模进行测算，提出减轻这些不利影响的建议。

**7. 异地就医政策管理层面的完善**

重点讨论国家、省两级异地就医管理服务平台的管理和运行，重点回答是否建立两级异地就医平台，如何建立，以及两级平台的功能设定。重点关注各种政策设计下信息流和资金流的传输和交换，特别是周转资金的设计和处理。

## （三）研究方法

**1. 文献研究法**

通过梳理现有异地就医文献，深入分析我国异地就医现存的模式、现有的政策和实施效果。

**2. 案例分析法**

通过异地就医政策实施背景、现状和效果这三个维度分析不同地区异地就医政策的实施情况，进行相关的文献分析和数据处理，分析不同地区异地就医管理模式对于完善我国异地就医管理服务机制的借鉴意义。

# 第二章　我国省内异地就医管理服务现状研究

2009 年新医改以来，改革和完善异地就医管理服务机制成为新一轮医药卫生改革的重要内容之一。实现省内医保系统联网结算，逐步解决省内跨地市异地就医问题是异地就医管理服务机制的重要层次之一，也对实现全国异地就医联网结算具有重要的参考价值。为此，本章归纳我国省内异地就医管理服务的发展历史，描述省内异地就医联网结算机制现状，阐述当前省内异地就医实时结算平台的实现机理和方法，分析省内异地就医的典型案例，归纳当前模式的优缺点，并进行讨论。

## 一　省内异地就医管理服务的发展历史

我国省内异地就医管理服务的发展经历了两个明显的阶段。

### （一）第一个阶段：未建立省内异地就医管理平台阶段

这一时期的大致跨度应从各地建立职工医保制度起到 2009 年新一轮医改启动。

这一时期内，各省对于省内异地就医管理服务缺乏统一部署。当时，异地就医管理服务最主要的模式是垫付报销模式，即参保者在异地就医需要向参保地医保部门申请，审核通过后到异地就医，个人先行垫付费用，事后持相应票据回参保地报销。这一模式存在诸多问题，包括异地就医行为监管难，费用报销审核难，管理成本高、效果差，异地就医人员垫付费用高、报销周期长，参保人员个人负担较重，等等。

垫付报销制的种种缺陷使异地就医管理服务机制改革日益迫切。参保人方面：一是垫付报销制下，看病难、报销难；二是就医地、参保地待遇和政策不同，导致异地就医贵，负担重。医保基金监管方面：一是异地就医未纳入信息系统网络监控；二是难以核对病历和票据的真假；三是费用未纳入总额控制，管理风险大。

当然，当时许多地市和县（区）通过自发的方式探索各种模式的异地就医管理服务模式。主要模式包括：参保地医保经办机构与其他统筹地区医疗机构直接实现信息系统连接的点对点模式；参保地医保经办机构和就医地经办机构签订协议，委托就医地经办机构代为提供报销服务的委托报销模式。这一时期也有省级层面统一部署的异地就医实时联网结算的尝试，如福建省自2001年采取持卡报销模式，很快就出现了异地刷卡的问题，因此福建省从2002年就开始探索省内异地就医联网结算，成为最早实现省内联网结算的省份。

## （二）第二个阶段：快速推进和实现省内异地就医联网结算的阶段

随着基本医疗保险覆盖范围的快速扩展，特别是人口流动日益常态化，异地就医问题日益凸显。为解决好异地就医问题，结合新一轮医疗卫生体制改革，中央和相关部门出台了一系列政策，开启了省内异地就医的新时代。2009年人社部和财政部制定了《关于基本医疗保险异地就医结算服务工作的意见》（人社部发〔2009〕190

号）。文件规定：完善医保关系转移接续办法，解决流动就业人员的异地就医问题；提高医保统筹层次，解决城市范围内所辖县（区）异地就医问题；推行省内联网结算，解决省内不同城市异地就医费用结算问题；鼓励区域经办协作，探索解决跨省异地就医结算问题。之后，各省都开始推动省内异地就医实时联网结算工作。按照人社部社保中心统计数据，截至 2014 年末，省内异地就医层面，22 个省份实现了省内异地就医直接结算，28 个省份启动了省内异地就医结算平台。

## 二 省内异地就医联网结算机制现状

省内异地就医联网结算机制的实现模式大致包含如下几种。

最为主流的方式是省内异地就医联网结算平台方式。省级医保经办部门建立异地就医结算平台，各统筹地区以星型结构与该平台连接，实现信息和资金的互联互通。这是使用最多的方式，也是省级医保经办部门主导的方式。

除此之外，临近城市之间、省内非省会城市与省会城市之间往往采取点对点延伸医药机构定点的方式，将统筹区外（或省会）的部分定点医疗机构纳入参保地定点医药机构。这些医疗机构的管理和服务都与统筹区内医疗机构一致。如山东东营市将滨州市的相关医疗机构纳入定点医疗机构，实现联网结算；又如江苏盐城市在 2013 年 11 个医保统筹将医保信息系统延伸到南京 9 所定点医院，实现了联网结算。

随着经济和社会发展，在各地同城化的推动下，许多省内相邻地区之间逐步实现了医保的同城化，如福建厦门、漳州、泉州三地在 2013 年初实现了医保同城化；2014 年底，南宁、钦州、北海、防城港、玉林、崇左实现了医保同城化；2015 年，福州、莆田、平潭也实现了医保同城化。

## 三 省内异地就医联网结算平台的基本规律和做法

### （一）省内异地就医的推进流程

从省内异地就医的推进流程上看，各省基本都采取两步推进的方式。

第一步，实现省会外地市（州）到省会城市的单向异地就医联网实时结算。

第二步，在条件成熟的情况下，推动省内各市（州）之间异地就医结算的双向互通。如四川省首先解决各市（州）参保人员在成都的住院持卡结算问题；随后，实现成都和省本级参保人员在市（州）住院的结算问题，最终实现双向互联互通。陕西省先实现了省内各市职工医保参保人员到西安的异地就医结算，随后逐步实现西安参保人员到其他地市的异地结算，当前已实现西安到咸阳、安康的异地结算。广东省首先通过三个目录编码比对方式解决各地到广州市异地就医即时结算问题，2013 年 10 月，实现全省各地市之间异地就医。

### （二）覆盖险种和项目范围

从省内异地就医实时结算系统覆盖的险种和项目范围上看，基本采取先实现城镇职工医保异地就医实时结算，后逐步扩展到城镇居民医保参保人群。如云南省首先实现了职工医保参保人员的省内异地就医（购药）持卡联网结算，后逐步扩展到居民医保参保人员。范围上，首先实现住院服务的异地就医实时结算，随后逐步扩展到门诊特殊疾病、个人账户门诊等方面。如四川省，首先实现住院服务的省内异地就医实时结算，随后逐步将门诊特殊疾病、个人账户门诊和药店购药纳入实时结算范围。

### (三) 基本做法

简言之，是在实现全省三个目录管理和编码统一的情况下，通过建立省级层面异地就医结算平台，实现不同统筹地区间信息互联互通；通过采取参保地政策（主要为待遇）、就医地管理、就医地先垫付后清算方式，实现参保者异地就医的实时结算。

**1. 省内异地就医实时结算的基础条件**

第一，推动市级统筹。从各地做法看，推动基本医疗保险市级统筹是重要的基础条件，通过市级统筹方式减少省平台需要对接的统筹地区平台数目。从实践中看，市级统筹分为"统收统支"和"调剂金"两种模式。"统收统支"一般指缴费、待遇、基金管理、经办、信息系统、预决算管理的六统一模式，县级征缴的医保费用全部上解市级，统收统支，如山西省在 2010 年开始推动的市级统筹机制，就是典型的"统收统支"模式。这一模式的最大风险是降低县区管理积极性，导致风险上移。"调剂金"模式则是指地级市内各县（市、区）并不全额上解保费，而是部分上解，形成调剂金，基金分级管理，但统一除基金以外的其他所有政策。主要应用在东部地区，特别是省直管县财务体制改革地区，如浙江省。

当然，部分直辖市通过市级统筹方式实现了省级统筹，省内无异地就医。

第二，实现全省三个目录管理和编码的统一。这是实现省内各地市之间数据互联互通的重要工具和基础条件。在未实现全省目录和编码的统一时，各省大多仅能实现单向（地市到省会就医）的异地就医即时结算。因此，各地普遍推动了全省三个目录管理和编码的统一。

第三，实现统一的就医标识，主要为推动统一的社会保障卡。

作为个人身份的识别，异地就医管理服务需要统一的就医标识。从实践中看，主要是推动全省统一的社会保障卡，但由于各地市制卡速度不同，对于部分未能实现社会保障卡覆盖的地区，主要采取以下几种方式解决：一是使用居民身份证代替社会保障卡作为就医标识；二是异地制卡，针对省内各统筹地区分别制卡、难以统一的情况，如吉林省采取异地就医人员到异地就医需要首先异地制卡，持卡就医；三是使用专门的异地就医卡，如福建曾经使用异地就医卡。

第四，统一异地就医经办服务流程，从而保证各地异地就医管理服务上的有效衔接。这主要包括异地就医管理、财务和系统流程等内容的统一。信息系统管理方面，主要包括核心架构、操作界面、数据录入标准、操作流程、结算和统计报表等的统一。此外，还包括三个目录的基础管理的统一，内控管理流程的统一，基本结算政策框架方面基础数据、结算流程、结算报表等的统一，监督管理措施和考核评估标准的统一。

第五，机构和人员配备。为有效推进工作，各省份普遍建立了专门负责异地就医管理服务的机构，也要求各统筹地区配备相应的专职兼职人员以保障制度有效运行。但需要注意，这些机构普遍没有专门编制，而是采取部门内部调配、临时聘用和地方借调人员等方式组织。如福建省在省医保中心建立专门的异地就医结算中心；黑龙江省在省医保局成立了异地就医工作处，配备 4 名专职人员；湖南省成立了异地就医结算处，配备 2 名人员；海南省医保局抽调 4 名专职经办人员，依托医保处，建立异地就医结算办公室；四川省医保局成立异地就医结算中心，经局内协调和借用、聘用，共有人员 7 人。

当然，也有省份没有建立相应的专门机构，而是由兼职人员负责。如浙江省省级层面并未建立专门机构，工作依靠省级经办机构 2

个编制以及其他临聘人员实现。

第六，相应的财务制度，如异地就医周转金制度、相应的医保基金账户等。如浙江出台了异地就医联网结算财务管理和核算办法，由财政、人社两厅联合发文，对异地就医费用清算做出制度性安排，解决了异地就医医疗费用结算清算资金账户的开设问题、异地就医费用结算垫付资金问题。同时，省财政厅对异地就医联网结算的汇集核算问题做出了具体的规定，解决了异地就医联网结算的会计核算问题。

**2. 异地就医管理政策**

第一，病人待遇无异地，实现即时结算。省内异地就医实时结算的核心是实现异地就医待遇和服务的同城化，参保者异地就医感受与本地就医一致，出院时实时结算，仅需支付个人自付部分。

第二，参保地待遇政策。参保者在异地就医时执行参保地的相关规定，主要为待遇政策，包括起付线、封顶线、报销比例等，从而防止参保者攀比和医保移民。当然，也有少数省份在异地就医层面统一了绝大多数的待遇政策。如山东省对于省内异地就医人群实行统一的起付线和报销比例，仅在各地最高封顶线方面保持差异。

第三，就医地管理和结算。对于省内参保者在省内发生的异地就医费用，由就医地经办机构负责与相应定点医药机构结算，个人只需要结算自付费用。同时，按照"谁付费、谁监管"的属地化管理基本原则，由就医地医保经办机构负责本地医疗机构监督、管理、结算。参保者的就诊、就医行为也可委托就医地经办机构监管，当然最终处罚往往由参保地经办机构做出。

第四，实行异地就医医疗机构定点准入，异地就医医疗服务行为纳入协议管理。从各省实践看，异地就医医疗机构的选择方式分为两种。

一种是有限选择的方式，通常根据异地就医人群的流向、相应医疗机构的专业特长以及地理分布情况确定省内异地就医定点医疗机构，通常省内定点异地就医医疗机构数量远少于各地医保定点医药机构数量。如浙江要求各统筹地区至少有 1 家医疗机构成为异地就医定点医疗机构，当前共 149 家。山西省要求每个地市至少 3 家大医院、每个县城至少 1 所较大的医院成为异地就医定点医疗机构。辽宁 30 家医院、山东 112 家医院、湖南 81 家医院、湖北 50 家医院成为异地就医定点医疗机构。

另一种则是将相应医保的全部两定医疗机构纳入异地就医网络，不区分本地医疗机构和异地就医医疗机构，如云南省规定凡是城镇职工医保的两定机构都是异地就医定点医疗机构，新疆也将基本医保所有两定机构作为异地就医定点医疗机构。

同时，为落实异地就医管理职责，相应的异地就医管理服务的相关内容被纳入协议管理之中。这也存在两种形式。一种是与异地就医定点医疗机构额外签订专门的异地就医协议，如湖北省要求各地市经办机构与异地就医定点医疗机构签订《湖北省基本医疗保险异地就医定点医疗机构医疗服务协议》，协议规范了住院登记、目录对应、费用明细传输、费用审核各个业务环节的管理服务工作。另一种是将异地就医管理服务相关内容纳入本地医保定点医疗机构协议。

第五，继续沿用异地就医申报制，对转诊进行引导和限制。大部分省份的省内异地就医实时结算系统在设计时，强调不改变原有的异地就医申报制度，期望通过该制度实现对异地转诊、转院的引导和限制。

**3. 信息的互联互通**

第一，建立异地就医信息交换平台。保障各省辖市之间异地就医相关数据的互联互通是实现异地就医联网实时结算最主要的条件之一。各省在建设省内异地就医实时结算系统时，都依托金保工程或异地就医专网建立了专门的异地就医信息交换平台。如福建省通过一个独立的异地就医业务专网平台，实现了省级和各地市之间的医保信息网络的互联；江西省搭建了一个省级异地就医结算信息管理平台，作为中间平台将各省市分散的医疗保险信息系统联系起来；山西省通过省内异地就医直接结算信息管理服务平台，实现所有统筹地区间信息的交互。

第二，依托金保工程（或异地就医专网）与城域网相结合的方式，通过多层次星形结构网络实现省、市、县、定点医疗机构之间的信息链接。其中，各省异地就医信息交换平台是网络的中央节点，负责连接各地市的异地就医信息交换平台，这形成了第一个层次的异地就医信息交换网络；地市层面的异地就医信息交换平台是地市层面的中央节点，负责连接各县（市、区）的医保信息系统，这实际使用的是各地市的医保城域网络。同时，各县（市、区）的医保信息系统与辖区内的异地就医定点医疗机构实现互联。

第三，推进改善异地就医硬件水平。由于实现信息的互联互通需要统一相应的接口编码等信息系统，因此需要对其他地市、区县和全省异地就医定点医疗机构的相应硬件进行改造升级。因此，各省在推进省内异地就医结算工作时往往要筹集专项经费用于改善各级经办机构及异地就医定点医疗机构的医保信息系统的硬件水平。如湖南省2010年12月争取财政支持700多万元，完成了异地就医系统开发、功能调优升级及市本级、区县本级和全省异地就医定点医院异地就医平台安装、调试和培训。

### 4. 资金的互联互通

第一，就医地结算。各省省内异地就医实时结算平台在运行中基本采取就医地经办机构与异地就医定点医疗机构直接结算的方式。参保者在就诊、住院结算时仅需要承担个人自付费用部分。当然，在实践中往往是先由医疗机构垫付基金需要支付的部分，随后由就医地经办机构与两定医疗机构结算。当然，许多省份的非省会城市参保者到省会的异地就医费用由省医保中心直接负责，如山西太原市以外的其他地市到太原就医时，由省医保中心负责直接结算和管理。

第二，医保经办机构之间的互相清算。就医地医保经办机构垫付费用后，需要与参保地经办机构进行清算。这一清算分为两种模式。一种是省—市、市—县的两级清算模式，省级经办机构负责与各地市经办机构之间清算，各地市经办机构负责与各县区经办机构之间清算。如吉林省省级经办机构负责市级经办机构间的清算，市级经办机构负责县市经办机构间的二次清算。另一种则是地市之间的直接清算。如福建省异地就医结算中心在软件系统上统一生成结算数据，市级经办机构之间结算，而后由就医地市级经办机构与定点医疗机构结算。

第三，建立省级异地就医周转金。为了保证异地就医资金的顺畅支付和清算，许多省份建立了异地就医周转金制度。当然，在现实中周转金的称谓并不一定相同，如福建将其称为风险调剂金，按照全省各统筹地区上年度医保基金结余的2%上解到省风险调剂金财政专户，建立省市两级风险调剂金制度，专门用于异地就医联网结算资金垫付，以确保及时清算到位。河南称为周转金，首笔周转金由省级和省辖市经办机构按照上年度各统筹地区参保人员省内异地就医发生医疗费用的25%上解，以后每季度按上季度实际发生额上解，用于全省异地就医费用的结算。

## 四　省内异地就医实时结算案例

### （一）浙江省

浙江省自2010年12月28日启动省内异地就医联网结算工作。当前，浙江省内职工医保、城乡居民医保以及离休干部等所有人社部门管理的参保人员都已实现省内异地就医联网结算。

浙江省在不改变全省 71 个统筹地区 60 余个不同医保政策情况下，解决需要克服的目录统一、系统升级改造、就医地结算垫支及全省财务清算问题。异地就医联网结算系统建设总体思路是在全省统一的目录和编码管理的前提下，以参保地政策为基准，通过参保地委托就医地审核医疗费用，就医地直接与定点医疗机构结算就医费用（垫付资金），然后再与各级医保经办机构进行垫付资金的清算（分为省与市之间一级清算、市与县之间二级清算）。参保者只需承担自付费用，其他费用由就医地经办机构与定点医疗机构直接结算。

具体而言：第一，建设异地就医定点医疗机构网络，目前全省开通异地医疗机构 149 家，保证各统筹地区至少有 1 家异地就医定点医疗机构。第二，实现基本医疗保险调剂金形式、市县两级分级管理的市级统筹。第三，推动浙江全省的"一卡通"，作为信息载体。第四，省医保中心负责异地就医业务，兼顾省本级医保经办和异地就医管理服务两大业务。

业务运行方式方面：

第一，建立运行维护模块和业务运行维护体系。包括：建立正常业务运行维持体制、业务保障应急响应和处置机制、全省医疗保险异地就医整合管理平台，整合业务管理系统、业务监测系统、协同办公系统三大系统。

第二，就医管理方面。审核模式采取就医地费用初审，参保地复审、反馈，就医地确认的方式。采取参保地处理参保人违规，就医地负责异地就医定点医疗机构违规行为的稽核模式。异地就医定点医疗机构的违规行为，由就医地经办机构做出处理。参保个人的违规行为，由参保者经办机构负责处理，如需委托就医地稽核，应出具委托书。

第三，费用管理方面。实行就医地结算，就医地经办机构按月对管辖范围内的医疗机构进行结算并拨付，结算在异地就医平台（就医地市端）完成。二级清算，省级平台负责与市级经办机构间的一级清算；县（市）级经办机构间二次清算由市级机构负责，平台负责汇总报表协助并指导清算。

第四，资金保障机制。浙江省出台了异地就医联网结算财务管理和核算办法。省财政厅对异地就医联网结算的汇集核算问题做出了具体的规定，解决了异地就医联网结算的会计核算问题。

当前，仍存在如下问题：第一，省级层面缺乏相应的机构、编制、人员和经费的支持，难以支撑异地就医管理服务。第二，统筹层次过低，异地就医联网结算成功率在90%左右，有待提高。第三，存在不同层面的诸多质疑。第四，就医地医保基金垫资压力不平衡，大医院所在地医保经办机构垫支压力大，如杭州。

## （二）福建省

早在2001年福建省开展城镇职工医保时，就医刷卡结算就存在跨统筹地区就医的问题。因此，自2002年起，福建就开始探索全省医保联网。当前，省内异地就医平台覆盖省内异地退休安置、异地工作、转诊及转院参保人员，临时出差、探亲等可视情况而定。

具体做法：第一，建设省内医保异地就医信息网络。通过独立的异地就医业务专网，实现省级和各地市之间医保网络互联。第二，在省医保中心设立异地就医结算中心，作为连接各地市医疗保险系统的中心节点。第三，统一全省异地就医结算三个目录的编码。第四，统一全省医疗保险联网技术规范，与卫生部门配合制定了全省统一的医保医院接口规范；采用ICD－10编码，制定病案首页数据传输规范。第五，异地就医人群待遇遵循参保地规定。第六，异地就医需向参保地申请。第七，结算管理方面。待遇按照参保地所属政策和管理办法执行。付款采取委托付款方式，市级经办机构之间结算，而后由就医地市级经办机构与定点医疗机构结算。第八，就医地稽核管理。全省联网异地就医纳入就医地定点医疗机构服务协议管理内容，主要委托就医地进行稽核管理。第九，确定异地就医联网定点医院。具体由省医保中心负责。

福建也有例外情况，如厦门、漳州、泉州三地在2013年初率先实现医保同城化。2013年底，厦门社保卡实现不需审批即可在全省通用。福州、莆田、宁德也在探索医保同城化。

目前，福建异地就医存在如下问题：一是部分经办机构结算不及时，存在与定点医疗机构结算较慢问题。二是统筹地区之间结算缺乏周转金制度，出现异地联网结算较慢问题。

## （三）江西省

江西自2010年启动省内异地就医即时结算工作，分两步进行。第一步，实现其他城市到省会城市即时结算。第二步，逐步实现省内各城市之间双向互通。截至2014年9月，全省11个设区市中的9个实现了到南昌就医的实时结算，6个实现了异地就医即时结算双向互通。

江西省的基本思路是在不改变医疗保险政策、不改变参保人员医疗保险关系和不改变现行医疗保险信息系统的情况下，实现省内异地就医人群的医保即时结算。

具体做法如下：

第一，依托现有两个网络，建设异地就医信息平台。一是依托江西省"金保工程"政务网（业务网）实现省级医疗保险经办机构与各设区市医疗保险经办机构的实时联网；二是借助各医疗保险经办机构与定点医疗机构之间已经建立的城域网，实现各地市经办机构与省级异地就医结算信息管理平台和异地就医定点医疗机构的实时结算。

第二，搭建了一个省级异地就医结算信息管理平台。省级医保经办机构开发了基于江西省电子政务网的省级异地就医结算信息管理平台，作为中间平台将各县市分散的医疗保险信息系统孤岛连接起来，实现异地就医费用信息交互、完成异地就医结算，实现省平台、地市经办机构、医疗机构之间的实时联网。

第三，统一了全省医疗保险三个目录。

第四，建立了省内异地就医即时结算经办管理制度体系。下发了多个文件规范全省省内异地就医即时结算的业务范围、业务办理流程和各异地就医定点医疗机构刷卡结算信息系统接口规范及医疗服务等相关工作。统一了省内异地就医医疗费用结算经办流程，规范了异地安置人员门诊特殊慢性病就医凭证，并在全省范围内建立了省内异地就医医疗费用结算管理工作联系人制度。存在的问题是信息系统建设中金保系统与异地就医系统之间存在不一致。

## （四）山西省

山西省内异地就医直接结算工作开始于2012年，2014年全面实现。其最大特点是不改变各统筹地区的现有政策，通过信息平台实现统筹地区间的数据互通、费用直接结算。截至2014年8月底，全省11个地市中有10个市（除吕梁市外）实现了异地就医直接结算，并覆盖其中60%以上的县。省内异地安置人员、跨市转诊住院患者、异地急诊患者实现异地直接结算。全省联网接入定点医疗机构173家。范围涵盖职工医保、居民医保，包含慢性病、大病保险、公务员补助等政策。

实现省内异地就医联网结算的基础条件：第一，推进"统收统支"模式的市级统筹。第二，全省统一的社会保障卡。第三，统一三个目录编码。

山西省实现省内异地就医的基本模式：第一，开发了省内异地就医直接结算信息管理服务平台，通过这一平台实现了所有统筹地区间信息的交互。第二，运行方面，省平台与各市医保系统相连，各市再与各县平台相连。第三，参保人员省内异地就医、购药费用由就医地医保经办机构负责结算。太原市以外其他地市到太原就医，由省医保中心负责直接结算和管理，省医保中心负责与 11 个地市清算。第四，每个市至少 3 家大医院、每个县城至少 1 所较大的医院接入系统，作为异地就医定点医疗机构。优点是有利于封闭运行企业纳入社会统筹，尤其是，解决了大型封闭运行企业点多、面广、人员流动性大，纳入社会统筹后就医不便问题。

山西省异地就医存在如下问题：第一，需探索大病保险异地就医直接结算。第二，系统建立后，跨市就医结算人数快速增加。

## （五）内蒙古自治区

内蒙古异地就医的成因：一是自治区医疗机构水平较低，省内异地就医情况较少，患者倾向于转诊到北京、天津、东三省就医。二是退休后异地居住人员发生的医疗费用。尽管 2010 年自治区人社厅就下发了异地就医文件，但当前自治区并没有统一的异地就医管理平台和结算平台。除部分地区实现了局域结算外，多数仍采用手工操作。

但是，手工操作仍存在如下问题：对异地医疗机构和就医人员监管不到位，出现冒名顶替和骗取医保的情况；监管、审核票据成本高；患者需要垫付费用；等等。

当前仍难以实现联网结算的挑战是：第一，自治区内，各个统筹地区筹资、待遇水平差异较大，统一全区政策暂不具备条件。第二，建立异地就医管理协调部门，面临经办人员不足的问题以及异地就医结算周转金和结算制度问题。第三，完善信息系统，需全区统一的异地就医信息系统和社保卡支撑。

## （六）辽宁省

辽宁自 2009 年开始筹备省内异地就医结算平台。2013 年底除了沈阳、大连和丹东 3 个市由于医保卡原因未实现联网结算，其余 11 个地市分别与省会城市的 9 家定点医院进行了转诊转院结算。

具体做法：第一，成立异地就医联网即时结算工作领导小组，指定专门人员负责沟通和联络相关部门和组织。第二，对接各地三个目录，使用全省统一的三个目录，仅报销比例存在不同。第三，建立备用金计划，按照先垫付后清算方式，每年提出计划，市级经办机构上解，省平台按月支付定点医院上月医疗费用，年末清算。第四，各市经办机构和异地就医定点医院改造和提升各自信息系统，积极完善与省平台接口改造。第五，确定异地就医定点医疗机构，当前共有 30 家医院。

## （七）吉林省

吉林省自 2010 年开始启动省内异地就医即时结算工作。

按照"省级管理、信息联动、多卡兼容、审查互认"的原则，在全省联网的基础上，通过异地就医平台建设，以执行参保地待遇标准、实施就医地管理的方式，实现全省参保人员省内异地就医即时结算。省内统一规划，建立标准化的省级异地就医平台，对各地数据进行转换和处理，达到联网结算的目的。

具体而言：第一，建设信息系统，通过省级异地就医平台实现数据交换和处理。第二，统一经办规程，省级层面统筹制定各项经办政策、制度、规范和标准。第三，省内就医地接收异地就医人员后制作当地医保卡，参保者凭卡就医，解决了各地医保卡不兼容问题。第四，基金两级清算模式，就医地医保经办机构负责与本地定点医疗机构的结算，省级经办机构负责市级经办机构间的清算，市级经办机构负责县市经办机构间的二次清算。

### （八）山东省

山东省自 2011 年 11 月启动省级异地就医结算平台建设，分两步解决省内异地就医联网结算问题。首先，启动并实现了 16 个地市（含所属县、市、区）到省会济南异地就医人员的联网结算；随后，2013 年 8 月省内 17 个地市实现了异地就医互联互通。截止到 2014 年 8 月，山东省异地就医定点医院达到 112 家。

山东省异地就医联网结算的基本方案：一是以省直医保系统为基础，通过开发应用系统，搭建全省异地就医结算平台。二是统一全省异地就医联网结算起付线和支付比例等政策，同时保留各市最高支付限额规定，体现各市差异性。三是依托金保工程，在不改变就医地已有就医流程，不影响参保地目前的备案方式，不对参保地和就医地核心平台系统、定点医疗机构进行大规模改造，不增加各市医保和定点医疗机构费用负担的情况下，实现全省异地就医联网结算。四是进一步明确参保人员备案、就医、费用结算、医院垫付费用审核清算、异地就医监管等多个环节业务操作要求。

### （九）湖北省

湖北省自 2011 年启动省内异地就医联网工作。分两步实施：首先实现各地市到武汉市的异地就医，2015 年正式实现了市与市（州）之间的异地就医联网结算。

具体做法：第一，参保人员在省内异地就医，实行参保地委托就医地结算医疗费用的管理模式。第二，在"金保工程"的基础上，建立了省级交换系统平台。第三，统一了全省三个目录编码和疾病分类编码。第四，规范了业务经办流程。第五，确定异地就医定点医疗机构。第六，实行委托监管和协议管理。第七，实现省内异地就医联网结算。

存在的问题：第一，统筹层次有待提高。第二，工作人员严重不足。第三，全省异地就医联网结算报销比例低于市（州）手工报销比例。第四，当前联网结算仅限于住院费用，对门诊慢性病的诊疗联网结算的需求日益增加。

## （十）湖南省

2010 年 12 月，湖南省启动异地就医联网结算试点。目前，除长沙外，其余 13 个市（州）、131 个统筹区和 81 家联网定点医院均已开通异地就医联网结算平台。

异地就医联网结算七项基本原则：第一，病人优先、即时结算。参保者异地就医与本地就医一致，出院时实时结算，仅支付个人自付部分。第二，参保地政策。第三，就医地管理。第四，风险调剂金垫付制度。全省各个统筹地区上年度医疗保险基金结余的 2% 上解到省风险调剂金财政专户上，建立省市两级风险调剂金制度，专门用于异地就医联网结算资金垫付。第五，省市两级结算制度。建立省市两级结算中心，统筹跨地市和跨县区医疗保险异地就医费用清算工作。第六，统一目录和经办流程。第七，开发异地就医结算平台，改善异地就医硬件。

异地就医的基本流程：一是异地就医申请。患者向参保地医保经办机构提出异地就医申请，参保地审核后，在省级结算管理系统备案。二是异地就医和出院结算。医疗费用信息实时传输，出院时联网结算。患者在就诊地按照参保地政策进行费用结算，只需自付部分费用。三是医疗费用监管。坚持谁结算、谁监管的原则，严格执行双重审核，由就诊地医保经办机构主要针对诊疗的合理性进行费用初审，再提交参保地医保经办机构复审并确认费用。四是费用清算。采取省与市、市与县两级清算模式，医院与所在地最高级别医保经办机构结算。各县级经办机构按月与市级经办机构进行清算。市级异地就医结算中心按月与省级异地就医结算中心进行清算。

## 五 省内异地就医实时结算服务的成绩和问题

### （一）取得的成绩

第一，有利于封闭运行企业纳入社会统筹管理，尤其是，解决了大型封闭运行企业点多、面广、人员流动性大，纳入社会统筹后就医不便的问题。山西省在实现省内异地就医联网结算后，2013年将9.8万电力企业职工纳入社会统筹。

第二，减少了个人异地就医的费用和事务负担。一是省内异地就医实时结算实现后，参保人出院时，只需支付个人自付费用，与以往个人垫付全部费用的情况相比，明显降低了个人垫付费用的负担。二是省内异地就医参保人员不需要再回到参保地报账，免除了跑腿、垫资、报账之苦。

第三，参保地经办机构的手工报销业务量下降，减轻了事务性负担。

第四，提高了对于异地就医的监管水平，医保基金运行更加安全。一是联网结算后，异地就医服务纳入当地协议管理及定点医疗机构考核内容，提高了对异地就医行为的监管水平。二是通过信息系统传输异地就医信息，保证了数据资料真实性，减少了开具假发票、骗取医保基金等违法事件的发生概率。三是各级、各地医保经办机构以异地就医联网结算为纽带，整合资源，形成了监管合力。四是实现了就医地管理，较原来的参保地管理效率更高。一方面，异地就医联网结算后，服务协议签约主体从参保地经办机构转为就医地经办机构。另一方面，异地就医费用审核、结算、稽核主体由参保地经办机构改为就医地经办机构。同时，就医地经办机构通过加强预算和实行异地就医付费总额控制等措施，对参保地医疗保险基金平衡承担相应责任。

第五，待遇更加公平公正。参保人员异地住院信息全部通过网络进行匹配，自动获取参保地报销政策，所有人一视同仁，杜绝了人为干预和操作可能。

### （二）存在的问题

第一，各级经办机构经办异地就医服务能力不足。一是省级层面缺乏相应的机构、编制、人员和经费的支持，难以支撑异地就医管理服务。特别是在缺乏专门编制、固定人员的情况下，更加难以适应当前异地就医业务量的猛增情况。二是市级统筹情况下，市级经办机构负责本市所有统筹区异地就医医疗费用的复核和对医疗机构的结算，现有人员难以满足日常工作需要。

第二，异地就医联网结算率有待提高。如浙江省异地就医联网结算成功率90%左右，有待提高。这主要是统筹层次过低，而信息系统要求上传所有明细信息，导致信息失真较为严重。这一现象的原因有三：一是各地联网结算层次不一，已实行市级统筹或数据集中的结算率较高；二是各地市结报政策写入异地就医程序的程度不一，已将门慢、门特和门诊统筹写入程序的结算率高；三是各地市与省库三个目录对照程度高的，结算率高。

第三，存在不同层面的诸多质疑。一是大医院人满为患，导致就医地参保者的不满；二是步子太快，释放了大量异地就医服务需求，导致基金管理者的不满；三是异地就医待遇和本地待遇之间存在差异，导致异地就医者的不满。

第四，就医地医保基金垫资压力大，医疗服务机构不满程度高。一是大医院所在地医保经办机构垫支压力大，如浙江杭州垫支的费用占全省异地就医总量的 88% 以上。二是部分统筹地区经办机构结算不及时，存在与定点医疗机构结算较慢问题。三是部分地区缺乏周转金制度，出现异地联网结算较慢的问题。特别是对于基金运行情况不良的地区，垫付资金的清算速度更慢。如湖南省医保基金当期亏损严重，2014 年 8 月市（州）拖欠异地就医资金已接近 1 亿元，拖欠医院费用达 6 个月之久。同样的情况也发生在新疆，喀什地区大额医疗补助金整体透支，不能按时上解。

第五，统筹层次有待提高。特别是在省直管县财务体制下，只能实现大部分市（州）医保政策、待遇支付和经办流程的市级统筹，统筹基金的支付仍由县级直接管理，只是建立了市级调剂金。这种方式一是增加了异地就医资金的清算环节，导致资金上解难、清算难问题；二是异地就医信息需经过多层中转，信息失真率高，导致联网结算成功率下降。

第六，导致新的不公平。很多地区出现了省内异地就医联网结算报销比例低于市（州）手工报销比例这一情况。这是因为省级异地就医平台对于医疗材料的使用范围控制更加严格，导致待遇低于本市手工报销方式。

第七，行业标准缺失，材料管理有待规范。如医用材料由于种类繁多、价格悬殊、产地品牌多、国家没有统一规范，表现为异地就医时医用材料中品名规格、使用管理、信息传输等标准不统一，导致医药费用中医用材料传输不识别，从而无法准确联网结算。

第八，当前很多地区异地就医省内联网结算仅限于住院费用，对门诊慢性病的诊疗联网结算的需求日益增加。

第九，实现省内异地就医联网结算后，省内跨市县异地就医的业务量猛增，基金支付压力增大。这是所有实现异地就医省内结算地区出现的最主要的副作用。如江苏省 2014 年上半年 13 个地市通过省级异地就医平台实时结算费用 3528 万元，并以每月 10% 左右的速度递增。湖南省 2013 年业务是 2012 年的近 3 倍。

第十，需要探索大病保险异地就医直接结算。如山西省异地就医省内联网结算系统存在基金财务管理方面的障碍，在资金清算上不能同步纳入省内异地就医平台。

# 六　讨论和建议

## （一）快速增加的异地就医人数和有序的异地就医秩序之间的冲突

从各地实践情况看，开通省内异地就医联网实时结算后，省内异地就医人群快速增加，相应的医疗费用支出也在快速增加。这对医疗保险基金的可持续性产生了重要的影响。

上述现象产生的原因如下：第一，医疗资源分布不均匀，优质医疗资源集中在省会城市和经济发达的地区；第二，异地就医费用实时结算后，参保者免除了垫付费用的负担，释放了民众需求；第三，因为各种原因，民众对于本地医疗机构的不信任程度不断上升，稍微严重的疾病都希望能够得到更权威的医疗机构的确诊；第四，各地医保实行总额控制后，出现了参保地医院推诿病人的情况，这也增加了异地就医的人次；第五，异地安置人群数量不断增加，老龄化和高龄化程度逐步提高，引发了更多的异地就医需求。

同时，异地就医缺乏有序性，非必需的异地就医案例比例高。从异地就医人群的最终医学诊断看，刨除异地安置人群后，相当多份额的异地就医病例属于过度医疗的转出，并非本地无法处理的疾病。因此，需要强调异地就医的有序性。

此外，由于定点异地就医医疗机构的数量有限，在一个统筹地区内难以组成层次合理的分级医疗服务网络，异地就医的参保者（主要是异地安置人员）只能到少数的高级别医疗机构就医，这既缺乏秩序，又导致费用上升。

因此，需要从以下几个方面进行改进：

第一，需要强化异地转诊、转院参保者的管理，重点利用医疗机构的专业化知识，本着谁转诊、谁负责的原则，根据转诊、转院患者的最终诊断确定转诊医疗机构决定的合理性，并设定相应的考核指标，考核结果与相应医疗机构医保费用结算、考核等挂钩。

第二，应规定定点异地就医医疗机构网络的合理性，定点异地医疗机构需要形成层次分明、合理的医疗服务网络。特别是对于异地安置人员集中的城市，更需要增加相应定点医疗机构的数量。

第三，相关部门应注意调整医疗资源分布，形成合理的医疗资源配置局面，同时，增强参保者对本地医疗机构的信任度，从而从根源上缓解异地就医的压力。

### （二）属地监管的有效性问题

从各地实践看，各省普遍采用委托就医地监管医疗机构和诊疗行为的方式，同时也将相应的异地就医管理内容纳入就医地经办机构与医疗机构之间签署的协议文本中，适用于协议管理。

但是，从实践看这种属地管理并不有效。最主要的佐证就是人均的异地就医费用远高于本地就医人群。特别是异地安置人群中，同年龄组人员人均费用支出高于本地参保者。

就医地监管未被有效落实的原因在于：

第一，许多地区医保基金相对紧张，实行总额控制后，医院不满情绪增强，异地就医人群作为医院的重要的替代收入来源和本地医保患者成本转移的群体，就医地经办机构不愿进行管理，相应就医地政府等机构也不愿意医保经办机构对这类人群管理过于严格。

第二，当前，医保经办业务量和复杂程度不断上升的情况下，经办人员并未相应增长，就医地经办能力非常有限，客观上也没有能力对不断增加的异地就医人群进行有效的管理。

第三，对于部分异地就医案例，特别是转诊、转院的疑难病例，经办机构难以管理。

因此，如需落实就医地属地管理原则，需要进行如下的改革：

第一，增强异地就医经办管理服务能力。

第二，让就医地经办机构承担异地就医患者支出费用滥用的连带责任，最佳的选择莫过于对于异地安置人员以一种非常合理的方式将相关费用包干到就医地经办机构。

第三，借助专家力量，特别是同行评价机制的作用。

第四，探索将异地就医费用纳入就医地总额控制管理。

第五，可以探索支付相应的委托管理费用的机制。

### （三）资金清算难与周转金问题

资金清算难是各地遭遇的最为严重的问题，各省各级经办机构往往拖欠异地就医医疗机构的费用，医疗机构存在垫支数额大、时间长的问题。

出现这一现象的原因包括：

第一，部分地区实行调剂金形式的市级统筹，基金管理仍在县级，基金上解过程需要经县、市、省三级，资金清算也需要经过省、市、县三级，流程长，导致拨付不及时。

第二，许多地区出现了当期基金赤字甚至累计结余资金耗尽的情况，在清算时无钱可解，最终导致难以支付相关费用。

针对上述问题，需要从以下两个方面来解决：

第一，明确在省级层面建立周转金，并明确周转金的比重和上解时间，增加延时上缴的相应惩罚措施。

第二，提高周转金的比重和规模，以应对异地就医人群数量的增加。

### （四）不断增加的需求与经办服务能力之间的矛盾

随着省内异地就医实时联网和即时结算的实现，异地就医人群数量不断增加，医保基金支出额也不断增加，但是，当前以调整人员、临聘和借调人员为主的异地就医经办队伍，在人员配备方面难以适应这一需求。同时，就医地管理责任增加，经办人员和能力不足问题也进一步凸显。

但是，在当前严控公共部门编制的大背景下，经办管理服务能力难以得到有效提高。因此，应尽可能更多地使用政府购买公共服务的方式。一是购买商业保险机构等其他机构的经办服务；二是购买就医地经办机构的相应经办管理服务，当然也可委托就医地经办机构代为购买其他机构的相关经办服务。

# 第三章 我国跨省异地就医管理服务
## 协作模式和运行情况

跨省异地就医管理协作是我国解决跨省异地就医问题的主要方式。当前各种异地就医管理服务协作的探索为未来我国实现全国范围内医保异地就医实时结算提供重要的实践基础，具有重要的研究价值。为此，本章从跨省异地就医的基本情况入手，归纳总结跨省异地就医管理协作的基本模式、典型案例和其中的关键问题，并进行讨论。

## 一 跨省异地就医的基本情况

### （一）跨省异地就医的发展演进

**1. 职工医保制度建立之初到 2008 年，以垫付报销制为主的时期**

自职工医保建立之初，就存在跨省异地就医问题。特别是职工医保要求属地化管理，原来点多、面广的行业统筹单位就产生了广泛的异地就医问题。

当时，对于流动较大的企业及其职工主要采取以相对集中方式异地参加统筹地区的基本医疗保险。如《国务院关于建立城镇职工基本医疗保险制度的决定》（国发〔1998〕44 号）规定"铁路、电力、远洋运输等跨地区、生产流动性较大的企业及其职工，可以相对集中的方式异地参加统筹地区的基本医疗保险"。《劳动和社会保障部等部委关于中央直属企事业单位按属地管理原则参加统筹地区基本医疗保险有关问题的通知》（劳社部函〔2001〕163号）规定"电力、远洋运输等跨地区、生产流动性较大的企业及其职工，可以相对集中的方式异地参加统筹地区的基本医疗保险"。

当然，职工医保改革之初也对异地就医管理服务有着相应规定。最初规定为垫付报销制，如《劳动和社会保障部国家经济贸易委员会财政部卫生部关于印发加强城镇职工基本医疗保险费用结算管理意见的通知》（劳社部发〔1999〕23号）规定"异地转诊转院的，应经定点医疗机构同意，并经当地社会保险经办机构批准。异地转诊转院发生的医疗费用可先由参保人员或用人单位垫付，经社会保险经办机构复核后，按参保人员所在地有关规定结算"。随着制度发展，异地就医管理服务方式有所发展，逐步增加了跨地区确定定点医疗机构、委托异地经办机构管理等办法。《劳动和社会保障部办公厅关于妥善解决医疗保险制度改革有关问题的指导意见》（劳社厅发〔2002〕8号）规定"加强对异地安置人员和转诊、转院等异地就医人员的管理和服务，可通过跨地区确定定点医疗机构、委托异地经办机构管理等办法，按规定及时为异地安置和异地就医人员支付医疗费用"。此后，2007年在推进农民工参加医疗保险专项扩面行动中，也专门提及探索农民工异地就医的医疗费用结算方式。《劳动和社会保障部办公厅关于开展农民工参加医疗保险专项扩面行动的通知》（劳社厅发〔2006〕11号）规定"要根据农民工流动就业的特点，探索农民工异地就医的医疗费用结算方式，为患病后自愿返回原籍治疗的参保农民工提供方便快捷的医疗费用结算服务"。

当然，这一时期，新成立的城镇居民医保和新农合也提及了相应的异地就医管理服务内容，其中城镇居民确定的为垫付报销制，如《劳动和社会保障部关于印发城镇居民基本医疗保险经办管理服务工作意见的通知》（劳社部发〔2007〕34号）规定"参保人员的住院和门诊大病医疗费用，按规定由个人负担的医疗费用由个人支付，由基金支付的医疗费用，由定点医疗机构、定点零售药店向经办机构申报结算。急诊、转诊、异地就医等在非定点医疗机构发生的医疗费用，可先由参保人员垫付，再向经办机构申请审核报销，申请工作可由社区劳动保障工作平台或受委托的相关单位受理"。新农合则在信息平台建设中提出了对于异地就医的管理服务需求。《卫生部关于新型农村合作医疗信息系统建设的指导意见》（卫农卫发〔2006〕453号）规定"省级信息平台还应具备对参合农民在省内异地就诊的信息传输和结算功能。县级通过省级信息平台可接收参合农民省内异地就诊数据信息，完成异地间就诊费用的审核、补偿和结算"。

在实践中，传统的支援二线、三线建设的受援和援助省份之间、候鸟居住人群所在和居住省份之间、经济联系较为紧密的省份之间以及行业统筹属地化管理的单位都有着相当大的异地就医需求。最初，各地普遍采取垫付报销制，异地就医参保者先行垫付费用，就医结束后凭单据返回参保地报销。但是这一垫付报销方式存在参保者垫付医疗费用困难、报销等候时间长、报销手续不方便等问题。

因而，这一时期各统筹地区都自主探索各类跨省异地就医管理服务协作。主要包括两种形式：一是改进垫付报销方式，主要改善参保地本身的报销服务流程，缩短等待和办理时间，如青海采取的加设窗口，可委托一个区域内的一名参保者为代表办理多份。二是不同统筹地区之间的相互协作，主要为县、地市层面的协作。省级层面缺乏相应的协作机制的探索。上海与其他地市签订的委托报销协议是省级层面最早的协作探索。

### 2. 2009—2013 年，采取区域间协作方式的时期

2009 年的新一轮医药卫生体制改革将异地就医问题作为主要问

题之一予以提出，并着力解决。2009 年新医改的相关配套文件中，大多都提到要解决异地就医问题。

从文件上看，发展脉络如下：2009 年，要求解决以异地安置人员为主的异地就医问题；2010 年，主推省内联网结算方式解决省内异地就医，跨省异地就医主要通过异地就医管理服务协作方式解决；2011 年，要求加强对跨省异地就医结算的统一规划和管理，研究跨省异地就医管理规程，探索以异地安置的退休人员为重点的就地就医、就地即时结算的有效形式；2012 年，要求加快推进以异地安置退休人员为重点的跨省医疗费用异地即时结算；2013 年，选择在部分省份试点，探索建立跨省异地就医即时结算机制。

从实践看，各地也普遍在探索区域间协作机制。如上海自 2008 年先后与 15 个长三角城市及历史上上海支援兄弟省份建设退休返沪人员比较集中的城市开展了跨省委托报销服务。这一时期，许多地区签订了跨省份的区域协作协议，如 2009 年，上海、江苏所属的 8 个城市和浙江所属的 7 个城市签署了《长江三角洲城市合作（湖州）协议》，其中专门设立医疗保险异地就医合作专题。2009 年，海南、山西、黑龙江、广东、广西、贵州 6 个省份签订了异地就医结算合作协议。2011 年 6 月 15 日，湖南省、海南省、云南省、福州市、南昌市、长沙市、广州市、南宁市、成都市签订了《泛珠三角区域部分省及省会城市社会医疗保险异地就医合作框架协议》。据人社部社保中心统计，截止到 2011 年，25 个省、市级经办机构签订了开展跨省直接结算的合作协议，16 个省签订了跨省合作框架协议。与文件安排一致，这一时期主要解决的是异地安置人员跨省异地就医的协作问题。

**3. 2014 年至今，推动跨省异地就医实时结算的时期**

这一时期重点是积极推动跨省异地就医实时结算服务工作，建设国家级结算平台。2014 年《关于进一步做好基本医疗保险异地就医医疗费用结算工作的指导意见》（人社部发〔2014〕93号）明确了异地就医费用结算服务的发展方向，要求完善市（地）级统筹，规范省（自治区、直辖市）内异地就医结算，推进跨省异地就医结算，着眼城乡统筹，以异地安置退休人员和异地住院费用为重点，依托社会保险信息系统，分层次推进异地就医结算服务。从实践来看，以广州、海南、云南为代表的区域性平台快速发展，许多地区之间签订了跨省异地就医协作协议。2014年，上海、海南、广东、重庆、陕西、湖北等地加快推进省对省、省对市、市对市等多种方式的异地就医工作。当前，联网结算通常只包括住院服务。

### （二）跨省异地就医的原因

跨省异地就医大致包含以下几个方面的原因：

第一，某省（市、区）地理区域狭长，选择到其他省份就医比到省会就医更加方便。如甘肃省的地形狭长，部分统筹地区参保者选择到其他省份就医比到兰州就医更加方便；在内蒙古，由于地形狭长辽阔，不同地理位置选择的就医地存在不同，如东部的呼伦贝尔市、兴安盟、通辽市、赤峰市首选东三省，乌海市、阿盟首选银川。

第二，省内医疗技术水平有限，许多疑难杂症确实难以处理。这归根结底是一个医疗资源的分布和配置问题。如内蒙古自治区境内医疗机构水平相对较低，省内异地就医情况较少，大部分转诊、转院患者选择到北京、天津、东三省等地就医；西藏异地就医主要集中在西安、成都、北京和上海等地。

第三，跨省异地安置和退休人员异地居住导致的异地就医问题。这包括如下几个方面原因。

一是历史性原因。当年支援二线、三线建设的工作人员在退休后返回原籍居住，主要为中西部省份的退休人员，退休后回上海、北京、天津等大城市居住。如 20 世纪六七十年代全国各地援助青海建设的工作人员退休后回原籍安置，形成了青海省为数众多的省外异地就医人员。青海全省职工医保参保人数为 89.71 万人，其中异地就医近 28 万人。

二是人员流动的常态化，特别是劳动人口迁移的常态化。区域间经济联系日益紧密，异地工作、异地出差就诊等情况日益频繁。

三是独生子女政策背景下，退休参保人员随子女居住产生的异地就医问题。随着计划生育政策的推进，加之人口流动的频繁，越来越多的老年人在退休后随子女居住，而非常高比重的子女居住地与老年人参保地不同，导致了相应的异地就医需求。

四是经济发展、收入改善后，赴气候适宜地区居住以及追求高质量医疗服务产生的异地就医需求。赴气候适宜城市居住，主要为北方省份的参保者赴相对温暖湿润的南方省份居住，如东三省参保者赴海南省居住，内陆省份参保者到沿海城市居住。追求高质量医疗服务的情况，则主要表现为主动要求赴区域医学中心（北京、上海、广州、西安、成都等地）就医人群的增加。

### （三）跨省异地就医管理服务协作的基本情况

按照人社部社保中心统计数据，职工医保方面，2013 年全国城镇职工异地就医人数 431 万，跨省异地就医占 27.6%。其中，在职异地就医人群跨省的占 23.5%，约 46.2 万人；退休异地就医人员中，跨省的占 31%，约 72.7 万人。2014 年城镇职工异地就医人数 511 万，跨省异地就医占 26.4%，较 2013 年增加 13.4%；在职异地就医人员跨省的占 21.8%，约 53.1 万人，较 2013 年增加 14.9%；退休异地就医人员跨省的占 30.7%，约 82.1 万人，较 2013 年增加 12.9%。跨省异地就医人群增长速度低于省内异地就医人群增长速度，说明省内异地就医平台顺畅释放了大量省内异就医需求。

城镇居民医保方面，2013 年城镇居民异地就医人数 318 万人，比上年增加 177 万人，增长 1.3 倍，占参保人数的 1.1%；在省外就医的占 16.4%，约 52.2 万人。2014 年城镇居民异地就医人数 461 万人，比上年增加 143 万人，增长 45.2%，占参保人数的 1.5%；在省外就医的占 12.4%，约 57.2 万人，较上年度增长约 9.5%。跨省异地就医人数增长低于省内异地就医人数增长。

当前，上海、海南、广东、重庆、陕西、湖北等地加快推进省对省、省对市、市对市等多种方式的跨省异地就医协作探索。当前跨省异地就医协作呈现如下特点：

第一，全国平台暂未开通，区域化协作日益突出。由于区域性经济社会交流日益密切，相应地区的就医行为也出现区域化的倾向，通常围绕几个医学中心城市展开。如以广州为核心的泛珠三角区域，以上海为核心的泛长三角区域，以武汉为核心的华中区域，以西安为核心的西北区域，以北京、天津为核心的泛京津冀区域。因此，在这些区域内，也开始出现了诸多区域化的医保协作机制，如泛珠三角医疗保险异地就医协作机制、泛长三角社会保障协作机制、京津冀一体化社会保障协作机制、西南片区异地就医协作机制等。

第二，平台联网方式日益发展，区域性平台出现。在国家平台未开通的情况下，许多区域性平台已经开通，并且连接了较多的城市。如广州的泛珠三角异地就医结算平台当前已连入海南、广州、南宁、云南、成都、湖南、长沙、福州、南昌等地；海南的异地就医结算平台已连入 16 个省份的 53 个统筹地区。

第三，实时联网结算模式正逐步取代委托报销模式。委托报销模式由于种种缺陷，特别是难以实现对于医疗机构的有效监管，正逐步转为实时联网结算方式。

## 二　跨省异地就医管理服务协作模式

### （一）异地就医交换平台模式

异地就医交换平台模式是指相应经办机构搭建专门的异地就医管理服务平台，这一平台负责实现不同统筹地区医保信息和资金的互联互通。与该地经办机构签署协作协议的各地医保经办机构和定点医疗机构通过这一异地就医交换平台实现互联互通，实现跨省异地就医人群费用的实时结算。这一系统非常类似于当前各省应用的省内异地就医联网实时结算平台。在这一模式下，跨省异地就医人员的信息和资金统一到交换平台上进行互联互通，实现数据交换、传输和资金结算、清算的功能。

目前看，用于跨省异地就医管理服务协作的平台主要有三个，一个是广州市的"泛珠异地就医结算网络平台"，另外两个是海南省和云南省的异地就医结算信息平台。

当前，广州市"泛珠异地就医结算网络平台"已基本实现与海南、南宁、云南、成都、湖南、长沙、福州、南昌之间的互联互通。海南省已开始与重庆、新疆、云南、广东、广西、贵州、黑龙江、山西等省份实行跨省异地就医结算合作。2014年4月，实现了新疆全区职工医保在海南省的即时结算。同时，当前海南与广州市"泛珠异地就医结算网络平台"联调测试完成，通过该平台，可以与其他统筹地区（云南省本级、南昌市）实现跨省就医即时结算。

跨省异地就医按照"实行就医地管理，执行参保地政策"的原则。

是否执行就医地目录方面存在不同。按照海南省经验，大致可以分为如下两种形式：一是就医地结算模式，采用就医地三个目录，按参保地医保待遇标准，系统自动审核结算，参保人在就医地定点医院即时结账，然后不同统筹地区经办机构之间相互清算，异地就医平台需要实现信息和财务的互联互通。二是参保地结算模式，采取参保地目录，即医院将参保人就医信息"打包"上传至异地就医结算平台，由参保地经办机构下载信息后进行审核和结算，将结果回传至平台，医院根据回传结果与参保人直接结账。

具体做法：第一，建设一个异地就医结算系统平台。如海南省2009年省政府拨出360多万元专项经费，用于跨省就医结算系统平台开发建设，平台可为各地经办机构与定点医院之间构建信息交流渠道，初步解决各方信息共享问题。依托这一系统平台，可以和各省、市经办机构开展异地就医结算业务。

第二，实现就医地和参保地医保信息系统对接，主要是联网技术规范标准。一般都是从基础数据、社会保障卡、三大目录数据库对照、定点医疗机构 HIS 系统改造、经办机构及两定机构金保系统接入等几个方面进行改造和对接。省与省之间的连接一般采用部省网络实现。

第三，实现业务流程的对接，主要指经办规程。

第四，建立专门异地就医结算支付账户，采用周转金或基金先行垫付的方式，与外省经办机构结算。

第五，建立跨省异地就医合作关系，签订跨省异地就医协议。

如重庆市和相关省市按照延时模式实施异地就医结算工作，实现参保人就医的异地联网结算。云南省跨省异地就医联网结算以"执行参保地政策为主"和"两定机构属地化管理"为基本原则，通过改造升级云南省医疗保险省内异地就医结算信息平台，建设跨省联网结算平台，实现跨省医疗保险异地就医即时结算。青海省与陕西省签订的《陕西省与青海省医疗保险异地就医结算服务管理协议》，统一采取就医地政策、参保地待遇，异地安置人员就医当地刷卡即时结算。

## （二）点对点延伸定点医药机构模式

点对点延伸定点医药机构的实时结算模式是指参保地医保经办机构与统筹地区外的定点医药机构签订服务协议并进行联网结算的模式。这些统筹地区外的医药机构与参保地统筹地区内的定点医药机构一样，安装同样的医保结算客户端，执行同样的管理方式。这些统筹地区外签订协议的定点医药机构实际就是本地定点医药机构范围的延伸。

实践中，一般由参保地医保经办机构按照本地异地就医需求情况，选定统筹地区外的若干家医药机构，与之签订医保协议，使其成为本地定点医药机构。参保者赴这些统筹地区外的定点医药机构就医流程与本地定点医药机构流程一致。

这一模式主要适用于参保地参保者异地就医数量非常集中的城市。这一模式在现实中的应用非常普遍，也是地市级医保经办机构发起的跨省异地就医管理协作的最主要的方式。如由于地理区域的接近，江西省九江与湖北省武汉就是通过点对点连接的方式，将湖北的部分医药机构视为本地医保定点医药机构进行互联互通。黑龙江省本级、哈尔滨、齐齐哈尔、佳木斯、伊春、大兴安岭、大庆、大庆油田与三亚市、威海市、烟台市等地的定点医药机构以计算机点对点形式进行异地就医直接结算。黑龙江省本级在 2011 年 5 月与海南省三亚市人民医院、农垦三亚医院和 10 余家三亚市定点药店进行实时联网。广东云浮与广西梧州也采取点对点的方式，将部分梧州市医药机构纳入云浮市定点医药机构范围。

## （三）委托代理模式

委托代理模式是指参保地医保经办机构委托其他机构承担部分或全部异地就医人群的医保管理服务业务。从实践来看，大致可以分为如下几种。

第一种，委托就医地经办机构代为办理相应地区参保人员的异地就医费用报销业务。这一模式下，参保地和就医地经办机构签订委托服务协议，建立两地参保人员之间的协作机制，将异地就医参保者垫付的医疗费用委托给就医地医保机构代为审核报销，审核报销的依据和待遇水平按照参保地的有关规定享受。一般用于异地安置人群较多的城市。在实践中，上海是采用这一方式最为典型的城市。2008年起，上海先后与15个长三角城市及退休返沪人员比较集中的上海历史援建城市开展了跨省市委托报销服务。

简单而言，这种业务从本质上看仍然是一种垫付报销制，仅仅在事后费用报销方面予以了改进，由就医地经办机构代替参保地经办机构予以报销。这种方式仅能减少参保者返回参保地报销的不便，对于解决费用垫付和费用监督管理方面作用不大。当然，这一模式牵涉面小，所要求的条件低，起步较快。

具体做法：第一，双方签订相应委托协议，明确双方责任义务和操作流程。第二，协作双方通过协商解决政策不统一的问题，同意对方按照当地医保规定进行医疗费审核、按照参保地待遇进行结算。第三，充分信任对方操作上的规范性。第四，委托就医地对就医地定点医疗机构的不规范行为进行监管。

从上海市实践看，这类异地就医委托报销可细分为如下几种模式：

一是专线实时联网、当场办结方式。即通过网络互联在就医地经办机构开设一个参保地医保终端，由就医地代为报销异地就医费用。[①] 优点是信息即时传递、操作快，缺点是网络成本较高。适合双方异地就医人数较多的情况。当前，上海与杭州、宁波、湖州、南

---

① 即通过网络专线将参保地医保系统终端延伸到就医地经办窗口，由就医地登录参保地医保系统，为参保人员实时办理医疗费用零星报销。

通、常州、扬州、镇江、贵阳、青海、连云港之间采取这种方式。

二是非实时联网、单机版操作方式。即就医地经办机构通过单机版参保地经办软件在就医地为参保地参保人员办理零星报销，并通过互联网进行数据交换，完成最终操作。缺点是信息传递速度慢，参保人无法一次办结，需要多次办理。但网络成本低，适合异地就医人数不多的情况。当前，上海与马鞍山市、洛阳市、安吉县和大丰市之间采用这种方式。

三是纯手工代办方式。即由就医地医保经办机构受理后，派员携相关资料到参保地医保经办机构代为办理医疗费报销。特点是操作简单，适合临近城市之间采用。如嘉兴市与上海市之间就采用这一办法。

其效果如下：第一，解决了参保者报销周期长、垫付费用困难的问题；第二，解决了参保者两地奔波的麻烦；第三，有限改善了异地就医对医疗机构缺乏监管的情况。

存在问题：最主要的是增加了就医地医保经办机构的压力，需要设置专门窗口、配备专人、安置相应系统、学习相应政策。对于医学中心城市等异地就医人群密集的城市而言，如果普遍采用这一模式将难以承受。这是上海当前不接受新增委托的根本原因。

第二种，委托本统筹地区政府在异地就医城市的办事机构代为办理费用报销业务。如西藏自治区医保经办机构委托西藏自治区驻北京、上海、西安、成都4个办事处和郑州、兰州等8个干休所对跨省安置退休人员进行管理，满足居住相对集中的西藏自治区退休参保人员结算需求，减少往返报销的负担。

第三种，委托商业保险公司承担部分异地就医管理服务。如福州市医疗保险管理中心与中国人民健康保险股份有限公司福建分公司签订《福州市医疗保险中心参保人员上海就诊服务协议书》。后者负责为福州市在上海异地就医人员提供咨询、备案、单据初审、核实参保人员信息及费用的真实性；受理报销申请，审查材料；扫描报销材料，传给福州市医疗保险中心；为患者提供就医咨询、挂号、出入院等服务。福州市医疗保险管理中心向福建分公司支付一定的平台运营费用。

### （四）在就医地建立参保地经办机构的分支机构

这一模式指在就医地成立参保地经办机构的分支机构，直接管理参保地异地就医人员的结算业务。如西藏自治区在四川省成都市设立医保费用结算中心，以方便居住在成都周边的西藏城镇基本医疗保险参保人员就诊就医的结算需求。

## 三　跨省异地就医典型案例

### （一）江西省

2012 年 8 月，借助广州市的泛珠三角异地就医平台，南昌与广州实现泛珠三角异地就医即时结算。

2014 年，九江市与武汉市部分定点医疗机构（点对点）实现了异地就医即时结算，原因是与武汉市较近。

### （二）黑龙江省

黑龙江全省已开展跨省异地就医的地市包含哈尔滨、齐齐哈尔、佳木斯、伊春、大兴安岭、大庆、大庆油田，就医地主要为三亚市、威海市、烟台市等地。主要方式为：利用海南省异地就医结算平台，与海南省建立异地就医协作机制，或以计算机点对点形式进行异地就医直接结算。

省本级方面，2011 年 5 月，省本级医保局与海南省三亚市进行了计算机点对点联网，与三亚市人民医院、农垦三亚医院和 10 余家三亚市定点药店进行实时联网，省直参保人员在三亚市定点药店购药与在哈尔滨一样，在三亚市定点医院就医时享受与哈尔滨一样的即时结算待遇。除此之外，省直医保经办机构还开通了在海南省海口市、山东省威海市的异地就医直接结算。

### （三）上海市

从 2008 年起，上海先后与 15 个长三角城市及历史上上海支援兄弟省市建设退休返沪人员比较集中的城市开展了异地就医跨省市委托报销服务。需要注意，这些委托报销服务并未实现实时结算，仍然采取垫付报销制，仅仅是免除了参保者返回参保地报销的困难，对于解决费用垫付和费用监督管理作用不大。

基本方式包括如下三种：

一是专线实时联网、当场办结方式。即通过网络专线将双方医保服务操作系统终端延伸到对方经办机构窗口中，实现双方可登录对方医保服务操作系统为参保人员实时办理医疗费用零星报销。即通过网络技术在异地经办机构开设一个本地医保终端。其特点是信息即时传递、操作快，问题是网络租金较高。这种异地就医结算方式适合双方异地就医人数较多的情况。当前，上海与杭州、宁波、湖州、南通、常州、扬州、镇江、贵阳、青海、连云港之间就采取这种联网方式。

二是非实时联网、单机版操作方式。即协作双方通过计算机单机版软件在本地为对方参保人员办理零星报销，并通过互联网进行数据交换完成最终的计算操作。特点是信息传递速度较慢，操作较快，参保人无法一次办结，需要多次结办，但节省了网络费用，适合双方异地就医人数不多的情况。当前，上海与马鞍山市、洛阳市、安吉县和大丰市之间采用这种方式。

三是纯手工代办方式。即由就医地医保经办机构受理后，派员携相关资料到参保市就近的医保经办机构，代参保人员办理医疗费报销手续。特点是操作简单，适合就近城市。如嘉兴市原本就采用这种办法。

主要做法：第一，双方签订协议明确双方责任义务和操作流程。第二，协作双方通过协商解决政策不统一的问题，同意对方按照当地医保规定进行医疗费审核、按照参保地待遇进行结算，解决政策不统一问题。第三，充分信任对方在操作上的规范性。第四，对本地定点医疗机构的不规范行为进行监管。

效果：一是解决了参保者原本报销周期长、垫付费用困难的问题；二是解决了参保者两地往返奔波的麻烦；三是增强了异地就医中对医疗机构的监管。

主要问题：一是增加了医保经办机构的工作压力。需要设立专门窗口、配备工作人员和设施、增加管理项目、学习异地医保政策，加重了工作负担，增加了经费开支，这是上海原则上不再接纳地市级城市委托服务的原因。二是协作双方的实际需求不平衡。部分协作城市中，上海参保者的异地就医仅为几十人，而对方在沪异地就医人次达到数千人。三是制度政策不统一。

## （四）江苏省

长三角地区实行联网结算和委托报销结算。镇江、常州、南通、扬州、连云港以及大丰市与上海以直接联网、异地定点和委托报销方式实施异地就医结算。

当前的问题是：第一，行业标准缺失，材料管理有待规范。2005年江苏省率先建立全省统一的药品和诊疗项目库，但是医用材料种类繁多、价格悬殊、产地品牌多、国家没有统一规范，异地就医中医用材料的品名规格、使用管理、信息传输等标准不统一，导致医药费用中医用材料传输不识别，而无法准确联网结算。第二，跨省异地就医联网结算范围小，仍主要是先行垫付现金就医，事后报销。因此，满意度较差。

## （五）海南省

海南省异地就医最大需求为外地来海南定居、度假和投资的人群。目前，海南与广东、广西、贵州、黑龙江、山西进行跨省异地就医结算合作。

海南跨省异地就医自 2009 年开始筹划。当前，海南省共与 16 个省市共 53 个统筹地区、三家省外医院签订了跨省异地就医结算合作协议，省内两家定点医疗机构直接与黑龙江省的 3 家经办机构签订了点对点服务合作协议。2013 年 9 月，海南省实现了与重庆市跨省就医结算平台信息对接，参保人可以在对方定点医疗机构实现异地就医即时结算。

海南与广州市"泛珠异地就医结算网络平台"联调测试完成，通过与该平台对接与其他统筹地区（云南省本级、南昌市）实现跨省就医即时结算。2014 年 4 月，海南与新疆维吾尔自治区内 14 个统筹地区建立异地就医结算合作，实现了新疆全区职工医保在海南省的即时结算。2014 年 8 月，海南省与云南省 16 个统筹地区签订异地就医合作协议。截至 2015 年 7 月，已经有 17 个省（区、市）的 89 个统筹区签订了合作协议，其中四川、新疆、云南、甘肃 4 个省（区）实现了全省（区）覆盖。仅 2014 年，跨省异地就医人数为 9563 人次，医疗总费用为 3561 万元。

具体做法如下：

第一，设立一个异地就医管理机构。2009 年 11 月，在未增加编制的情况下，海南省社保局抽调 4 名专职经办人员，依托医保处建立异地就医结算办公室，由 1 名副处长负责分管，专门负责异地就医结算相关具体工作。

第二，规范结算服务和操作规程。海南省社保局制订了《海南省基本医疗保险异地就医结算操作规程》，对异地就医的业务经办流程、信息管理、统计报表等相关工作做了细化和规范。

第三，建设一个异地就医结算系统平台。2009 年，海南省政府拨出专项经费 360 多万元，用于跨省就医结算系统平台开发建设。系统平台可以满足异地就医结算工作各项需求，为各经办机构与定点医院之间构建信息交流渠道，初步解决各方信息共享问题。这一系统平台可以和各省、市经办机构开展异地就医结算业务。

第四，探索跨省异地就医三种结算模式。一是就医地结算模式，采用就医地三个目录，按参保地医保待遇标准，系统自动审核结算，参保人在就医地定点医院即时结账。二是参保地结算模式，即医院将参保人就医信息"打包"上传至海南异地就医结算平台，由参保地经办机构下载信息后进行审核和结算，将结果回传至平台，医院根据回传结果与参保人直接结账。三是点对点结算模式，由异地定点医疗机构与参保地经办机构直接签订服务协议，通过系统直联模式实现实时结算。

第五，建立专门异地就医结算支付账户，采用周转金或基金先行垫付的方式，与外省经办机构结算。

存在的问题：一是信息系统平台难以满足业务扩展，仍需要提高和完善。二是缺乏统一的三个目录编码，制约了跨省异地就医联网结算的推行。三是跨省异地就医监管缺乏全国统一的协作协调机制，导致监管难、成本高、效果差。

## （六）重庆市

重庆已实现医保的市级统筹，市内不存在异地就医问题。当前，主要致力于解决跨省异地就医问题。

重庆市人社局先后与海南、四川、贵州三个省的人社厅签订异地就医合作框架协议。重庆市社保局与海南省社保局、四川省医保局、贵州省遵义市社保局、云南省医保中心分别签订了具体的合作协议，明确了具体目标、操作方法和工作措施。

2014年8月，云南、贵州、四川、重庆四省市在重庆召开了异地就医工作座谈会，就异地就医合作经办规程、联网技术规范标准达成了一致，形成了四省市异地就医联网经办规程、接口技术规范。重庆市和相关省市按照延时模式实施异地就医结算工作，实现参保人就医的异地联网结算。目前，联网结算只考虑住院。

一是信息系统对接，重点从基础数据、社会保障卡、三大目录数据库对照、定点医疗机构 HIS 系统改造、经办机构及两定机构金保系统接入等五个方面进行改造和对接。

二是业务流程对接。重庆参保人在所属县区经办机构通过异地就医结算平台进行异地就医申请，办理异地就医申请手续，通过异地就医信息系统实现异地就医信息登记。参保人凭社会保障卡或身份证到相关省市异地就医定点医疗机构就医，出院时参照当期医保目录，按重庆待遇进行结算。

截至2014年8月，已实现参保人在海南省、遵义市、成都市、广安市90家定点医疗机构异地联网即时结算。

存在问题如下：

第一，缺乏统一的全国性联网接口标准和业务操作规范。与其他地区合作，需要一对一协商相互间异地就医结算标准。

第二，跨省市异地就医结算网络使用省部联网贯通，由于网络带宽小，异地联网结算运行效率低。

第三，部分异地就医结算通过与医疗机构直连来办理，由于需要沟通协调多个网络运营商，网络贯通实施难度大。

第四，三大目录标准差异使异地就医者待遇计算困难。特别是诊疗项目、服务实施范围的差异以及医保报销限制使用标准的差异，使参保者在外省就医待遇与在本省市内就医待遇存在差异。

## （七）云南省

云南省跨省异地就医联网结算以"执行参保地政策为主"和"两定机构属地化管理"为基本原则，通过改造升级云南省医疗保险省内异地就医结算信息平台，建设跨省联网结算平台，实现跨省异地就医即时结算。

一是泛珠区域异地就医联网工作。随着《泛珠三角区域合作发展规划纲要（2006—2020年）》的出台，区域内经济往来更加频繁，人员流动也不断加大。2011年6月，湖南省、海南省、云南省、福州市、南昌市、长沙市、广州市、南宁市、成都市签订《泛珠三角区域部分省及省会城市社会医疗保险异地就医合作框架协议》。

在合作框架协议指导下，云南省组织系统集成商完成了交易平台建设和省内异地就医实时联网结算系统的改造，通过制定接口技术规范、梳理经办规程、开发应用软件、测试业务、联调网络等环节，2013年12月，云南省正式与广州签订合作协议，实现了云南省省本级参保者到广州市异地就医即时结算。

二是西南片区的异地就医联网。通过多年医疗保险信息化建设，西南片区及长江流域信息化基础条件较好。西南片区及长江流域依托部省金保工程专网实现各省之间的互联互通，构建医疗保险异地就医跨省交易服务平台，实现跨省交易服务端对端的连接，完成点对点医疗保险费用即时结算。目前，云南省就西南片区跨省异地就医提出了《接口技术规范》和《业务经办规程》，已通过2014年8月重庆会议达成共识。同时，云南省、四川省、贵州省、重庆市对业务规范、技术规范逐一进行讨论。目前已实现云南和重庆的异地就医联网结算。

## （八）西藏自治区

西藏自治区跨省异地就医有以下三种模式：

　　第一种是成立机构，直接管理。在四川成都市设立结算中心，方便居住在成都周边的西藏城镇基本医疗保险参保人员就医结算需求。

　　第二种是委托机构，代为管理。委托西藏自治区驻北京、上海、西安、成都四个办事处和郑州、兰州等8个干休所对跨省安置退休人员进行管理，满足居住相对集中的西藏自治区退休参保人员结算需求。

　　第三种是点对点地开通系统，联网结算。与西藏成都办事处医院和西藏民族学院附属医院等两家区外医院签订服务协议，开通信息系统，使在四川成都和陕西咸阳周边居住、工作、出差、学习、休假的参保人员就医时可以及时进行结算。

　　问题和潜在的风险：

　　第一，技术壁垒导致异地就医审核和报销难。

　　一是目前我国缺乏全国统一的信息标准和技术标准，难以实现信息共享。

　　二是各地医保信息管理系统由各地自行开发，缺乏统一的规范和标准，这是异地就医最大的技术壁垒。

　　三是缺乏异地就医患者医疗保险信息，给异地就医的费用控制和结算带来极大的困难，导致审核和报销周期特别漫长，出现病人垫付报销问题。

　　第二，异地就医行为难以监管，费用增长过快。

　　一是就医行为发生在统筹区之外，难以监管。

　　二是委托监管、协查、报销、结算等方式成本高、任务重，也难以有效监管。

　　三是报销审核属于事后审核，且沟通不便，难以对费用合理性、报销材料的真实性、是否本人就医等情况进行判定。冒名顶替、虚假发票等问题存在。

第三，垫付报销制存在问题。

## （九）陕西省

2010 年陕西省召开泛西北地区 9 个省的异地就医合作会议，签订了 6 个意向合作协议，已进入业务需求协商的有 5 个。截至 2014 年，陕西省已实现与青海和新疆异地就医业务的对接。2013 年，陕西省与海南省签署了异地就医结算服务协议。

存在的问题是：经办机构人员不足，不能满足群众日益高涨的经办服务需求。

## （十）甘肃省

当前，甘肃省与陕西、新疆、海南、上海等地分别就异地就医结算服务合作事宜进行了协商，并与陕西、海南签订了异地就医管理服务工作协议。2012 年 7 月，甘肃省直异地安置在海南省的退休人员异地就医直接结算工作启动；2013 年 2 月，海南省异地安置在甘肃的异地就医费用实现直接结算。2013 年 7 月，兰州市医保局与海南省签订类似协议，实现了异地安置人员在海南省的住院费用直接结算。

## （十一）青海省

一是与上海医保中心签订相互委托报销服务的协议，双方互相为对方参保人员提供点对点报销服务，双方异地安置人员可自愿选择报销地（参保地或就医地）。自 2010 年 9 月 1 日起，上海医保中心委托浦东新区医保中心为青海省异地安置在上海的 3400 多人提供了医疗费用就地报销服务。

二是 2012 年 11 月与陕西省医保中心签订了《陕西省与青海省医疗保险异地就医结算服务管理协议》，统一采取就医地政策、参保地待遇，达成异地安置人员就医当地刷卡、即时结算的共识。2013 年与海南省签订了异地就医结算意向性协议。

存在的问题：缺乏全国可共享的医保信息平台，难以掌握异地就医情况，难以核查真实性，反欺诈工作困难。

## （十二）宁夏

宁夏回族自治区通过与他省建立跨省异地就医合作关系，签订跨省异地就医协议，搭建跨省异地就医平台方式解决异地就医问题。

宁夏跨省异地就医按照"使用就医地目录，实行就医地管理，执行参保地政策"的原则，已与天津、上海、海南、广州等省市签订了基本医疗保险跨省异地就医框架协议。2013 年 7 月，实现了与海南省异地就医平台上的实时结算。

存在问题：第一，自治区层面经办机构的经办力量不足。暂未成立异地就医结算机构，异地就医业务暂由医保处办理，也未增加相应工作人员。第二，基金支付压力增大。第三，跨省业务推进缓慢。原因是国家要建立国家级异地就医平台，各省市为防止异地就医软件重复开发，持观望态度。

## （十三）广州市

2011 年 6 月 15 日，广州市与湖南省、云南省、海南省、福州市、南昌市、长沙市、南宁市、成都市签订了《泛珠三角区域部分省及省会城市社会医疗保险异地就医合作框架协议》，正式开始了基本医疗保险的区域性合作。

广州市跨省异地就医协作主要依靠"泛珠三角异地就医联网系统"，当前已经与广东省、湖南省、江西省、福建省、海南省、云南省、四川省、广西壮族自治区和宁夏回族自治区实现了连接。泛珠联网的远程结算服务的信息系统主要为异地参保人就医结算提供三个目录的审核以及结算数据的中转，并为本地参保人异地就医提供数据的结果，解决的主要是实操技术层面的问题。

同时，建立了五个方面的管理机制：一是建立了异地就医定点医疗机构管理制度；二是建立了参保人异地就医持卡结算管理制度；三是建立了合作地区周转金管理制度；四是建立了异地就医协查制度；五是建立了异地就医联席会议。

广州市异地就医结算中信息的有效传递，得益于泛珠联网—网络基本构架和泛珠联网—远程结算服务器两个系统平台的开发和应用。其中，泛珠联网—远程结算服务器是解决零星报销业务的种种困扰的长效机制。首先，它为异地参保人就医结算提供了三个目录的审核以及结算数据的中转；其次，为本地参保人异地就医结算提供了结算数据的结果；同时，也成为计算机辅助审核系统的运行平台。

异地就医具体的就诊信息传递过程如下：

就诊信息的传送：就诊信息传送途径包括入院登记、出院结算、目录转换，由就诊医院逐级上传，经参保地地市级数据中心核算完之后由参保地逆路径反馈给就诊医院。

就诊明细上传：各地医院的就诊信息集中上传到中央服务器，供各地查询，借以验证不能在就诊医院现场结算的就医信息的真伪，杜绝造假行为。

就诊信息查询：各地社保机构可以查询参保人真实的就诊情况，参保地还可以下载就诊明细。

费用支付：在验证准确无误后，由参保地的数据中心发出费用支付指令，供参保地地市级数据中心和就诊医院进行查询以及费用的支付。

费用结算方面，建立了跨省异地就医结算费用的周转金机制，各地按照以往年度异地就医费用将周转金转移到平台，用于垫付相应省份（城市）参保者的跨省就医费用。周转金使用完毕后，由相应省份（城市）再次拨付。

## 四　跨省异地就医存在的问题

第一，跨省业务推进缓慢。原因是国家要建立国家级异地就医平台，各省市为防止异地就医软件重复开发，持观望态度，导致跨省异地就医问题并未得到根本性缓解。

第二，跨省异地就医联网结算范围小。各地仍主要是垫付报销模式，参保人满意度差、负担重，就医行为监管难、核实难。特别是缺乏异地就医患者医疗保险信息给异地就医的费用控制和结算带来极大的困难，导致审核和报销周期漫长，病人垫付报销问题凸显。同时，报销审核属于事后审核，难以对费用合理性、报销材料的真实性、是否本人就医等情况进行判定，存在冒名顶替、虚假发票等问题。

第三，目前我国缺乏全国统一的结算项目编码等信息标准和技术标准，难以实现信息共享。特别是三个目录缺乏统一编码，品名规格、使用管理、信息传输等标准各地不统一。一是导致医药费用传输中不识别，无法准确联网结算。二是跨省协作需要一对一协商相互间异地就医结算实现标准，成本高、难度大，制约了跨省异地就医联网结算的推行。各地医保信息管理系统由各地自行开发，缺乏统一的规范和标准，这是异地就医最大的技术壁垒障碍。

第四，缺乏异地就医财务安排，特别是周转金机制缺乏，全国大部分省医保基金出现不同程度的亏损，导致各地之间清算不及时，拖欠定点医疗机构费用的情况严重。

第五，经办能力不足的问题凸显。一是在没有正式编制和人员投入的情况下，异地就医经办服务量已超过省本级医保业务量。二是就医地经办机构难以承担监督异地就医诊疗和就医行为的负担。

第六，信息系统和现有平台难以满足业务扩展，仍需要提高和完善。一是跨省市异地就医结算网络主要使用省部联网贯通，但其带宽小，异地联网结算运行效率低。二是部分异地就医结算与医疗机构直连，需要协调多个网络运营商，贯通难度大。

第七，跨省异地就医监管缺乏全国统一协作协调机制，造成监管难、成本高、效果差。一是就医行为发生在统筹区之外，监管难、取证难。二是委托监管、协查、报销、结算等方式，难以有效落实，成本高、任务重，也难以有效监管。三是缺乏全国可共享的医保信息平台，难以掌握异地就医情况，难以核查真实性，反欺诈工作困难。四是就医地管理方式投入大、压力大，就医地往往不愿意额外增加相应投入。

第八，异地就医费用增长过快，基金支付压力增大。

第九，三大目录标准差异使异地就医者待遇计算困难，本省和跨省就医人群待遇不同凸显。特别是诊疗项目、服务实施范围的差异以及医保报销限制使用标准差异，使参保者在外省就医待遇与本省市内就医待遇出现不同，引发公平性问题。

# 五　跨省异地就医需要解决的关键问题

## （一）信息的互联互通

信息的互联互通需要解决如下几个问题：一是需要有一个异地就医信息交换的网络平台，供各省连接；二是实现信息的互认，需要统一医疗保险的三个目录和编码；三是必须拥有能够互联的信息系统接口和标准；四是必须有一个有效的，且拥有足够带宽的信息交流通道。

## （二）资金的互联互通

资金的互联互通需要实现如下目标和解决如下问题：第一，由谁垫付的问题。是就医地经办机构垫付，还是医疗机构或省级经办机构垫付？第二，清算步骤的问题。是中央、省、市、县多层次级清算，还是省与省之间，甚至地市与地市之间直接清算？第三，周转金的规模和财务安排问题。

### （三）就医地和参保地协同管理的实现

一是如何落实就医地属地管理，实现异地就医人群在经办服务层面的同城同待遇；二是遵循参保地目录、就医地待遇的基本原则；三是如何将异地就医人群与本地医保控费和监管措施结合起来，即如何控制异地就医人群偏高的医疗费用；四是参保地与就医地如何协助管理费用；五是如何实现异地就医的有序化。

### （四）异地就医实时结算的模式

平台对平台模式下，是采取区域平台还是中央平台？区域平台与中央平台之间的关系是怎样的？点对点方式是否继续保留？如果保留，保留的依据是什么？

## 六　相关建议

第一，国家进行异地就医结算问题的顶层设计。

第二，现有各地市、直辖市之间的委托报销模式和点对点办法的局限性较大，建议逐步转为以省为基础的平台对平台模式。

第三，建立全国性的异地就医联网结算平台，逐步实现社会保障卡的互认，并作为跨省异地就医的平台，实现数据和资金的互联互通，逐步实现全国范围内医保一卡通，同时作为异地就医信息共享平台，方便实时监控。同时，实现卫生、医保和物价信息系统的互联互通和整合。

第四，建立全国统一的药品、诊疗项目、医疗服务设施标准库和疾病目录库，统一全国名称和编码，由各地根据实际情况调整自付比例，避免各省自成标准体系。同时，统一异地就医技术标准、数据接口标准和互联网技术规范、统一经办操作流程、统一结算平台。

第五，国家建立统一目录之前，建议执行就医地目录、参保地待遇政策，实现跨省异地就医实时结算。同时，鼓励在具备条件的省份之间试行跨省异地就医联网结算，积累和总结经验。此外，需要国家层面统一处理，防止区域联网可能引发的重复建设。

第六，建立异地联网结算周转金制度，完善异地就医结算基金支付管理办法，为各地建立异地就医基金转户和基金支付提供依据，同时从顶层设计上明确各级财政异地就医联网结算工作的职责，划拨一定资金作为异地就医联网结算的周转金，并保障费用的及时清算和支付。

第七，明确异地就医联网结算的相关人员和经费保障机制。一是明确各级异地就医经办服务机构的职权范围、功能、人员配备、财政投入等保障机制。二是明确异地就医服务量与相应投入（人、财、物）的关联机制。三是明确各类组织在异地就医联网结算中的定位。

第八，加大政府投入。国家设立异地就医工作专项补助经费，建立异地就医即时结算工作激励机制，对各省开展异地就医工作予以适当补助。

第九，全国出台异地就医结算服务的协查制度，便于对异地就医进行服务和监督，解决区域间联合协同管理。同时，探索异地协查服务费用的补偿和支付机制，增加就医地协助监管的积极性，也支持购买商业保险公司等组织的经办服务。

第十，提升异地就医医保经办服务能力。包括加强定点医疗跨机构协议管理，合理引导就医行为，加大宣传，加大经办人员培训力度。

第十一，增加部省联网网络带宽，提高异地联网结算运行效率。

第十二，探索个人账户资金、门诊特殊疾病和门诊统筹的异地就医管理协作方式。

第十三，加强县区级基层社保经办机构对异地就医管理的职责，实行分级诊疗和分级转诊模式，建立与扩面、征缴和费用控制相挂钩的责任体系，确保基金安全。

# 第四章　我国异地就医管理服务机制模式总结和运行情况

## 一　异地就医管理服务机制的发展演进

我国异地就医管理服务机制的发展演进大致经历了如下三个阶段。

### （一）2008 年之前，以垫付报销制为主的阶段

职工医保建立之初，就存在异地就医问题。这主要是因为职工医保执行属地化管理原则，原行业统筹的跨地区、生产流动性较大的单位及其职工集中参保后，就医地和参保地不同的情况较多，出现异地就医情况。在当时，各地原行业统筹单位仍承担部分医保经办机构的报销职能，由其负责解决这一问题。

当时的职工医保配套文件《关于印发加强城镇职工基本医疗保险费用结算管理意见的通知》（劳社部发〔1999〕23 号）对异地就医的费用结算做出了相应规定，要求"异地转诊转院的，应经定点医疗机构同意，并经当地社会保险经办机构批准。异地转诊转院发生的医疗费用可先由参保人员或用人单位垫付，经社会保险经办机构复核后，按参保人员所在地有关规定结算"。即转外就医需审批，财务上采取垫付报销方式。

最早探索省内异地就医联网结算的是福建省。2001 年福建省建立职工医保时就持卡结算，但由于统筹层次为县级，很快就出现异地刷卡问题。因此，福建省自 2002 年起就探索省内异地就医联网结算，成为最早实现省内联网结算的省份。

除福建省外，这一时期全国范围内的异地就医管理服务主要是转外审批和垫付报销方式。2007 年，居民医保试点时，《劳动和社会保障部关于印发城镇居民基本医疗保险经办管理服务工作意见的通知》（劳社部发〔2007〕34 号）也规定"异地就医等在非定点医疗机构发生的医疗费用，可先由参保人员垫付，再向经办机构申请审核报销"，实行垫付报销制。仅 2006 年新农合在规划信息系统建设时，强调信息平台必须能够传输、接受和处理异地就医数据。这一时期，各地仅有有限的改革探索，且多为垫付报销制基础上的改进，注重参保地报销方面的优化上，如邮寄报销、增设报销窗口等。

但是，当时主流的垫付报销方式存在明显的问题。

对异地就医参保人而言，存在如下问题。一是异地就医资金垫付压力大，报销等待时间长，很多异地安置退休人群还需返回参保地报销，存在看病难、报销难问题，特别是罹患重特大疾病的家庭，垫付压力难以承受。二是就医地、参保地医保政策规定不一致，异地就医患者报销水平远低于本地就医患者。中国人民大学医改研究中心课题组 2008 年研究发现，垫付报销制下的异地工作人群 65.8% 的患者异地就医时无法享受和参保地同等的待遇，报销差异超过 10%，甚至超过 30%。

对参保地医保经办机构而言，主要问题是难以有效监督异地就医参保人就医行为和医疗机构诊疗行为，主要体现在如下五个方面：一是异地就医信息并未进入医保信息系统，难以监管和分析，更难以借助智能监督审核系统。二是手工报销工作量极大，经办机构难以承担，如青海省本级异地就医手工报销业务量一度超过省本级本地业务量。三是仅凭事后的病历和票据，难以核对真假，更难以核对就医和费用真实性，骗保情况时有发生。四是未纳入预算和协议管理，采用按服务项目付费的方式，费用支出高，基金风险大。五是难以有效监督医疗机构行为，即便发现医疗机构造假、骗取医保基金的情况，也缺乏核实和查处手段。

## （二）2009—2013 年，以异地安置人员为重点、实现省内联网结算改革的阶段

2008 年，新医改方案征求意见期间，异地就医成为一个热烈讨论的议题。完善异地就医管理服务机制成为医保改革的重要内容之一。2009 年发布的新医改纲领性文件《中共中央国务院关于深化医药卫生体制改革的意见》（中发〔2009〕6 号）明确提出"以异地安置的退休人员为重点改进异地就医结算服务"。其配套文件《国务院关于印发医药卫生体制改革近期重点实施方案（2009—2011 年）的通知》（国发〔2009〕12 号）也明确提出"建立异地就医结算机制，探索异地安置的退休人员就地就医、就地结算办法"。同年，人力资源和社会保障部、财政部联合下发了《关于基本医疗保险异地就医结算服务工作的意见》（人社部发〔2009〕190 号）对异地就医改革思路进行明确，要求"切实加强和改进以异地安置退休人员为重点的基本医疗保险异地就医结算服务"，"以异地安置退休人员为重点，提高参保地的异地就医结算服务水平和效率，加强就医地的医疗服务监控，大力推进区域统筹和建立异地协作机制，方便必需异地就医参保人员的医疗费用结算，减少个人垫付医疗费，并逐步实现参保人员就地就医、持卡结算"。同年，作为多层次医疗保障制度重要组成的医疗救助制度，也提出了相应的异地就医要求，民政部等多部门联合下发的《关于进一步完善城乡医疗救助制度的意见》（民发〔2009〕81 号）明确规定"各地要探索属于救助对象的流动就业人

员异地就医的申报、审批和结算办法"。

为实现上述目标，2010—2013 年，国务院办公厅关于医药卫生体制改革年度主要工作安排和人社部关于做好人社系统承担的年度卫生体制改革工作的通知等文件中都涉及异地就医管理服务，主要目标是：解决异地安置退休人员的就地就医、就地即时结算问题；推动省级异地就医结算服务平台的建设，实现省内联网结算。从规定的政策措施上看，主要包括：第一，推动地市级统筹，解决地市区域内的异地就医问题；第二，推动省内医保信息系统联网结算，逐步解决省内跨地市异地就医问题；第三，推动跨省（市、区）区域协作机制，逐步解决跨省异地就医问题。

从实践看，这一时期各地普遍按照人社部发〔2009〕190 号文件的部署推动异地就医工作。

一是全国各地普遍落实市级统筹，通过统收统支或调剂金方式基本实现了市级统筹，解决了市内范围的异地就医问题，2012 年城镇医保统筹区域内基本实现了刷卡结算。

二是推动省内异地就医联网实时结算平台的建设，截至 2013 年末，15 个省①实现省内异地就医直接结算，12 个省②启用省内异地就医结算平台，5 个省③正在建设省内异地就医结算平台。

三是推动跨省市协作机制的发展，各地普遍自发探索区域间协作机制。如上海自 2008 年先后与 15 个长三角城市及历史上曾经支援过的、返沪人员比较集中的城市之间开展了跨省委托报销服务。同时，许多地区签订了跨省份区域协作协议，如 2009 年，上海、江苏所属的 8 个城市和浙江所属的 7 个城市签署了《长江三角洲城市合

---

① 分别是北京、天津、上海、重庆、福建、海南、云南、吉林、浙江、山东、江苏、湖北、湖南、新疆、兵团。这里，需要说明的是，为便于描述和统计，本书将省、自治区、直辖市、兵团均视为"省"。下文同此，不再赘述。

② 分别是山西、辽宁、安徽、江西、河南、广东、广西、陕西、贵州、西藏、黑龙江、青海。

③ 分别是河北、内蒙古、四川、宁夏、甘肃。

作（湖州）协议》，其中专设了异地就医合作专题。2009 年，海南、山西、黑龙江、广东、广西、贵州签订了异地就医结算合作协议。2011 年 6 月 15 日，湖南省、海南省、云南省、福州市、南昌市、长沙市、广州市、南宁市、成都市签订了《泛珠三角区域部分省及省会城市社会医疗保险异地就医合作框架协议》。据人社部社保中心统计，截至 2011 年，25 个省、市级经办机构签订了跨省直接结算合作协议，16 个省签订了跨省合作框架协议。

在推进异地就医管理服务机制改革的过程中，各地出现了多种模式的异地就医管理服务协作方式，如平台对平台的联网实时结算模式、点对点延伸定点医疗机构模式、委托代办模式、设立办事处模式等。

### （三）2014 年至今，探索全国联网实时结算的阶段

随着异地就医管理服务机制的发展，到 2014 年，省内异地就医联网即时结算的目标已基本实现，异地就医管理服务机制的改革目标转为实现全国范围内的联网即时结算。改革的目标变为：启动国家级异地就医结算平台建设；以异地安置退休人员为重点，推动跨省异地就医即时结算；探索委托商业保险公司经办解决异地就医问题。

政策层面，《国务院办公厅关于印发深化医药卫生体制改革 2014 年重点工作任务的通知》（国办发〔2014〕24 号）提出"推进异地就医结算管理和服务"，"在规范省级异地就医结算平台建设的基础上，启动国家级结算平台建设试点"，"以异地安置退休人员为重点，积极推进跨省（区、市）异地就医即时结算服务"，"各统筹地区医保经办机构也可以探索通过自主协商、委托商业保险经办等方式，解决跨省（区、市）异地就医结算问题"。为落实上述任务，人社部、财政部、国家卫生计生委联合下发了《关于进一步做好基本医

疗保险异地就医医疗费用结算工作的指导意见》（人社部发〔2014〕93 号），提出通过"完善市（地）级统筹，规范省（自治区、直辖市）内异地就医结算，推进跨省异地就医结算，着眼城乡统筹，以异地安置退休人员和异地住院费用为重点，依托社会保险信息系统，分层次推进异地就医结算服务。要根据分级诊疗的要求，做好异地转诊病人的医疗费用结算管理。要不断提高医疗保险管理服务水平，完善医疗服务监控机制，在方便参保人员异地就医结算的同时，严防欺诈骗保行为，维护广大参保人合法权益"，进一步完善异地就医管理服务机制。2015 年，《国务院办公厅关于印发深化医药卫生体制改革 2014 年工作总结和 2015 年重点工作任务的通知》（国办发〔2015〕34 号）提出年内"基本实现省内异地就医费用直接结算，稳步推行跨省异地安置退休人员住院医疗费用直接结算。选择部分统筹地区和定点医疗机构开展新农合跨省就医费用核查和结报试点"。

实践中，这一时期以广州、海南、云南为代表的区域性平台快速发展，许多地区通过这些区域性平台实现了互联互通。同时，许多地区之间签订了跨省异地就医协作协议。2014 年，上海、海南、广东、重庆、陕西、湖北等地加快推进探索省对省、省对市、市对市等多种方式的跨省异地就医工作。当前，联网结算通常只包括住院服务，也有地区实现了门诊特殊疾病、个人账户的联网结算。

当前的跨省异地就医联网结算呈现如下特点：一是全国平台暂未开通，区域化协作日益突出，如泛珠三角医疗保险异地就医协作机制、泛长三角社会保障协作机制、西南片区异地就医协作机制等。二是平台联网结算方式成为主流，多个区域性平台出现，如广州的泛珠三角异地就医结算平台当前已连入海南、广州、南宁、云南、成都、湖南、长沙、福州、南昌、宁夏等地，海南的异地就医结算平台已连入 16 个省份的 53 个统筹地区。三是实时联网结算模式正逐步取代委托报销模式，成为主流。

1998—2015年，我国先后出台了一系列涉及异地就医的文件，具体如表4-1所示：

表4-1 1998—2015年涉及异地就医内容的部分文件

| 文件名 | 规定 |
|---|---|
| 关于建立城镇职工基本医疗保险制度的决定（国发〔1998〕44号） | 铁路、电力、远洋运输等跨地区、生产流动性较大的企业及其职工，可以相对集中的方式异地参加统筹地区的基本医疗保险。 |
| 关于铁路系统职工参加基本医疗保险有关问题的通知（劳社部发〔1999〕20号） | 各有关统筹地区劳动保障部门要在征求以相对集中方式参保的各单位意见基础上，制定异地参保人员的就医管理办法。 |
| 关于印发加强城镇职工基本医疗保险费用结算管理意见的通知（劳社部发〔1999〕23号） | 异地转诊转院的，应经定点医疗机构同意，并经当地社会保险经办机构批准。异地转诊转院发生的医疗费用可先由参保人员或用人单位垫付，经社会保险经办机构复核后，按参保人员所在地有关规定结算。 |
| 关于中央直属企事业单位按属地管理原则参加统筹地区基本医疗保险有关问题的通知（劳社部函〔2001〕163号） | 电力、远洋运输等跨地区、生产流动性较大的企业及其职工，可以相对集中的方式异地参加统筹地区的基本医疗保险。 |
| 关于妥善解决医疗保险制度改革有关问题的指导意见（劳社厅发〔2002〕8号） | 加强对异地安置人员和转诊、转院等异地就医人员的管理和服务，可通过跨地区确定定点医疗机构、委托异地经办机构管理等办法，按规定及时为异地安置和异地就医人员支付医疗费用。 |
| 关于开展农民工参加医疗保险专项扩面行动的通知（劳社厅发〔2006〕11号） | 要根据农民工流动就业的特点，探索农民工异地就医的医疗费用结算方式，为患病后自愿返回原籍治疗的参保农民工提供方便快捷的医疗费用结算服务。 |
| 关于新型农村合作医疗信息系统建设的指导意见（卫农卫发〔2006〕453号） | 省级信息平台还应具备对参合农民在省内异地就诊的信息传输和结算功能。县级通过省级信息平台可接收参合农民省内异地就诊数据信息，完成异地间就诊费用的审核、补偿和结算。 |
| 关于印发城镇居民基本医疗保险经办管理服务工作意见的通知（劳社部发〔2007〕34号） | 急诊、转诊、异地就医等在非定点医疗机构发生的医疗费用，可先由参保人员垫付，再向经办机构申请审核报销，申请工作可由社区劳动保障工作平台或受委托的相关单位受理。 |

| 文件名 | 规定 |
| --- | --- |
| 关于深化医药卫生体制改革的意见（中发〔2009〕6号） | 以异地安置的退休人员为重点改进异地就医结算服务。做好医疗保险关系转移接续和异地就医结算服务。 |
| 关于印发医药卫生体制改革近期重点实施方案（2009—2011年）的通知（国发〔2009〕12号） | 建立异地就医结算机制，探索异地安置的退休人员就地就医、就地结算办法。 |
| 关于基本医疗保险异地就医结算服务工作的意见（人社部发〔2009〕190号） | 切实加强和改进以异地安置退休人员为重点的基本医疗保险异地就医结算服务。<br>以异地安置退休人员为重点，提高参保地的异地就医结算服务水平和效率，加强就医地的医疗服务监控，大力推进区域统筹和建立异地协作机制，方便必需异地就医参保人员的医疗费用结算，减少个人垫付医疗费，并逐步实现参保人员就地就医、持卡结算。 |
| 关于进一步完善城乡医疗救助制度的意见（民发〔2009〕81号） | 各地要探索属于救助对象的流动就业人员异地就医的申报、审批和结算办法，方便困难群众就医。 |
| 中华人民共和国社会保险法 | 社会保险行政部门和卫生行政部门应当建立异地就医医疗费用结算制度，方便参保人员享受基本医疗保险待遇。 |
| 关于印发医药卫生体制五项重点改革2010年度主要工作安排的通知（国办函〔2010〕67号） | 开展以异地安置退休人员为重点的就地就医、就地结算服务。 |
| 关于做好2010年城镇居民基本医疗保险工作的通知（人社部发〔2010〕39号） | 要切实按照规定，加强区域间、不同医疗保险制度间经办机构协作，做好参保人员异地就医和医疗保险关系转移的管理服务工作。 |
| 关于做好人社系统承担的2010年度医疗卫生体制改革工作的通知（人社部发〔2010〕42号） | 做好异地就医医疗服务管理和医疗保障关系转移接续工作。加快推进省内联网结算，解决参保人员同省跨市异地就医问题；建立区域协作机制，解决参保人员跨省异地就医问题。 |
| 关于印发医药卫生体制五项重点改革2011年度主要工作安排的通知（国办发〔2011〕8号） | 继续推广就医"一卡通"等办法，基本实现参保人员统筹区域内医疗费用即时结算。加强异地就医结算能力建设，开展省（区、市）内异地就医即时结算，探索以异地安置的退休人员为重点的就地就医、就地即时结算。 |

续表

| 文件名 | 规定 |
| --- | --- |
| 关于做好人社系统承担的 2011 年度医药卫生体制改革工作的通知（人社部发〔2011〕22 号） | 努力实现医疗费用即时结算。继续推广就医结算"一卡通"，加快发行全国统一的社会保障卡，持卡人数达到 1.9 亿人，加强医疗保险管理信息系统建设，基本实现参保人员统筹区域内医疗费用即时结算。<br>加强异地就医结算能力建设，建立省级异地就医结算服务平台，所有省（区、市）都要开展省内异地就医即时结算工作。<br>加强对跨省异地就医结算的统一规划和管理，研究跨省异地就医管理规程，探索以异地安置的退休人员为重点的就地就医、就地即时结算的有效形式。 |
| 关于印发深化医药卫生体制改革 2012 年主要工作安排的通知（国办发〔2012〕20 号） | 积极推广医保就医"一卡通"，方便参保人员就医。基本实现参保人员统筹区域内和省内医疗费用异地即时结算，加快推进以异地安置退休人员为重点的跨省医疗费用异地即时结算。 |
| 关于印发深化医药卫生体制改革 2013 年主要工作安排的通知（国办发〔2013〕80 号） | 总结实践经验，大力推进异地就医结算，逐步推开省内异地就医直接结算。选择在部分省份试点，探索建立跨省异地就医即时结算机制。 |
| 关于印发深化医药卫生体制改革 2014 年重点工作任务的通知（国办发〔2014〕24 号） | 推进异地就医结算管理和服务。<br>加快提高基本医保的统筹层次，提高统筹质量，鼓励实行省级统筹。<br>在规范省级异地就医结算平台建设的基础上，启动国家级结算平台建设试点。<br>以异地安置退休人员为重点，积极推进跨省（区、市）异地就医即时结算服务。<br>各统筹地区医保经办机构也可以探索通过自主协商、委托商业保险经办等方式，解决跨省（区、市）异地就医结算问题。 |
| 关于进一步做好基本医疗保险异地就医医疗费用结算工作的指导意见（人社部发〔2014〕93 号） | 完善市（地）级（以下简称市级）统筹，规范省（自治区、直辖市，以下简称省）内异地就医结算，推进跨省异地就医结算，着眼城乡统筹，以异地安置退休人员和异地住院费用为重点，依托社会保险信息系统，分层次推进异地就医结算服务。要根据分级诊疗的要求，做好异地转诊病人的医疗费用结算管理。要不断提高医疗保险管理服务水平，完善医疗服务监控机制，在方便参保人员异地就医结算的同时，严防欺诈骗保行为，维护广大参保人合法权益。 |

续表

| 文件名 | 规定 |
| --- | --- |
| 关于印发深化医药卫生体制改革 2014 年工作总结和 2015 年重点工作任务的通知（国办发〔2015〕34 号） | 基本实现省内异地就医费用直接结算，稳步推行跨省异地安置退休人员住院医疗费用直接结算。选择部分统筹地区和定点医疗机构开展新农合跨省就医费用核查和结报试点。 |

## 二 异地就医管理服务机制现状

我国异地就医管理服务机制分为地市级、省级和跨省三个层面。

### （一）地市层面以地市级统筹为主要方式

地市范围内异地就医管理服务机制主要为地市级统筹和一卡通政策，通过全市统一的政策实现市内刷卡就医无异地。

实践中，市级统筹可以分为"统收统支"和"市级调剂金"两种模式。其中，"统收统支"模式一般指缴费、待遇、基金管理、经办服务、信息管理、预决算管理六统一模式，基金由地市级医保经办机构统一管理、核算和支付，县（区、市）级征缴的医保基金全部上解市级。山西省自 2010 年开始推动的市级统筹就是最典型的"统收统支"模式。这一模式最大的风险就是县区管理积极性下降，导致基金风险上移到市级。

"市级调剂金"模式则是指地级市内的各县（市、区）并不全额上解保费，而是采取部分上解形成市级调剂金，基金分级管理，并明确调剂时各级财政的分担责任，但统一除基金以外的所有政策。简言之为"政策统一，基金分级管理，市级调剂"。这一模式主要在东部地区应用，特别是省直管县财政体制改革的地区，如浙江省。其最大风险是调剂金上解份额是否合适以及能否按时上解。

当然，对于部分尚未实现地市级统筹的地区仍采取以下几种方式实现地市内异地就医联网结算和管理协作。一是市内联网异地领卡结算，参保者从统筹地区到市内另一统筹地区就医需在就医地制卡后刷卡就医，实现实时结算；二是代为报销结算，如常州、苏州、镇江等地；三是市内专网联网结算，如南京市江宁区与市内部分医院专网互联、实时结算。

## （二）省内异地就医以联网实时结算为主要方式

省内异地就医联网结算以省内异地就医结算平台方式为主，结合点对点延伸定点医疗机构等多种方式实现。

### 1. 省内异地就医实时结算的实现步骤

大多数省份采取两步推进的方式。第一步，先实现省会外其他地市（州）到省会城市的单向联网实时结算；第二步，条件成熟后，实现省内各地市（州）间的双向互通。如四川省首先解决各地市参保人员到成都的住院结算问题，随后，逐步实现省内各地市之间的双向互通；陕西省先实现了省内各地市职工医保参保人员到西安的直接结算，随后逐步实现西安参保人员到其他地市的直接结算；广东省先通过编码比对方式解决各地参保者到广州市的即时结算问题，之后又实现省内各地市间的实时结算。

### 2. 覆盖险种和项目范围的拓展步骤

覆盖险种的拓展上，基本采取先实现职工医保异地就医实时结算，后逐步扩展到居民医保。如云南省首先实现职工医保参保人员省内异地就医（购药）持卡联网结算，后逐步扩展到居民医保参保人员。

待遇范围的拓展上，基本上为首先实现住院服务异地就医的实时结算，逐步扩展到门诊特殊疾病、个人账户等方面。如四川省首先实现住院服务省内实时结算，随后逐步将门诊特殊疾病、个人账户门诊和药店购药纳入即时结算范围。

### 3. 基本做法

简言之，就是在实现全省三个目录管理和编码统一的情况下，通过建立省级异地就医管理服务平台，实现不同统筹地区间的信息互联互通；采取参保地政策（主要为待遇）、就医地管理、就医地先垫付后清算的方式，实现参保者省内异地就医实时结算。

（1）省内异地就医实时结算的基础条件。第一，基本医疗保险的地市级统筹是重要基础条件。各地基本通过实现地市级统筹方式实现市内即时结算、无异地，减少了省平台需要对接的统筹地区平台数目。当然，部分直辖市通过市级统筹方式实现了省级统筹，省内无异地。第二，实现全省三个目录管理和编码的统一，是省内各地市间医保数据有效互联互通的重要工具和基础条件。[①] 第三，实现统一的就医标识，主要为推动统一的社会保障卡作为个人身份的识别介质。2013 年，全国发放社会保障卡 5.4 亿张。但实践中，各地制卡速度不同，对于部分未能实现社会保障卡覆盖的地区，主要以如下方式解决个人识别问题：一是使用居民身份证代替社会保障卡；二是在各统筹地区分别制卡、难以统一的情况下，采取异地制卡方式[②]；三是使用专门的异地就医卡，如福建曾使用的异地就医卡。第四，统一异地就医经办服务流程，保证各地异地就医管理服务的有效衔接。这主要包括异地就医管理、财务和系统流程、信息系统管理等方面内容。[③] 第五，相应的机构和人员配备。各省普遍建立了负责异地就医管理服务的机构，也要求各统筹地区配备相应专兼职人员负责异地就医管理服务。需注意，这些机构普遍没有专门的编制，

---

① 在未实现全省目录和编码的统一时，各省仅能实现单向（到省会就医）的异地就医即时结算。因此，各地普遍推动了全省三个目录管理和编码的统一。

② 如吉林省采取异地就医人员到异地就医需要首先异地制卡，持卡就医。

③ 主要包括核心架构、操作界面、数据录入标准、操作流程、结算和统计报表等的统一。此外，还包括：三个目录的基础管理的统一；内控管理流程的统一；基本结算政策框架方面基础数据、结算流程、结算报表等的统一；监督管理措施和考核评估标准的统一。

主要由内部调剂、临时聘用和地方借调人员组成。[①] 当然，也有省份并未建立相应的专门机构，而是由兼职人员负责。[②] 第六，相应的财务制度安排，如异地就医周转金制度、相应的医保基金账户管理办法等[③]。

（2）省内异地就医实时结算的管理政策。第一，病人待遇无异地，实现即时结算，仅需支付自付费用。[④] 第二，实行参保地待遇政策，防止参保者攀比和医保移民。[⑤] 当然，也有少数省份在异地就医层面统一了绝大多数的待遇政策。[⑥] 第三，就医地管理和结算。按照属地化管理原则，由就医地经办机构负责本地医疗机构监督、管理和费用结算。参保者的就诊、就医行为也可委托就医地监管，但最终处罚由参保地经办机构做出。第四，实行异地就医医疗机构定点准入管理。从各省实践看，可分为两种：一是有限选择方式，通常根据异地就医人群流向、医疗机构专业特长及地理分布确定省内异地就医定点医疗机构，省内定点异地就医医疗机构数量远少于各地医保定点医疗机构数量[⑦]；二是将医保全部两定机构纳入异地就医网络，不区分

---

[①] 如福建省在省医保中心建立专门的异地就医结算中心；黑龙江在省医保局成立了异地就医工作处，配备了 4 名专职人员；湖南省成立了异地就医结算处，配备了 2 名人员；海南省医保局抽调 4 名专职经办人员，依托医保处建立异地就医结算办公室；四川省医保局成立了异地就医结算中心，经局内协调和借用聘用，共有 7 名人员。

[②] 如浙江省级层面并未建立专门机构，工作依靠省级经办机构 2 名编制人员以及其他临聘人员实现。

[③] 如浙江就出台了异地就医联网结算财务管理和核算办法，由财政、人社两厅联合发文，对异地就医费用清算做出制度性安排，解决了异地就医医疗费用结算清算资金账户的开设问题、异地就医费用结算垫付资金问题。同时，省财政厅对异地就医联网结算的汇集核算问题做出了具体的规定，解决了异地就医联网结算的会计核算问题。

[④] 省内异地就医实时结算的核心是实现异地就医待遇和服务的同城化，参保者异地就医感受与本地就医一致，出院时实时结算，仅需支付个人自付部分。

[⑤] 参保者在异地就医时执行参保地的相关规定，主要为待遇政策，包括起付线、封顶线、报销比例等。

[⑥] 如山东省对于省内异地就医人群实行统一的起付线和报销比例，仅对各地保持最高封顶线方面的差异。

[⑦] 如浙江要求各统筹地区至少有 1 家医疗机构成为异地就医定点医疗机构，当前共 149 家。山西省要求每个地市至少 3 家大医院、每个县城至少 1 所较大的医院成为异地就医定点医疗机构。辽宁共 30 家医院、山东 112 家医院、湖南 81 家医院、湖北 50 家医院成为异地就医定点医疗机构。

本地和异地就医医疗机构①。第五，异地就医医疗服务行为纳入协议管理。具体也存在两种形式，一种是与异地就医定点医疗机构额外签订专门的异地就医服务协议②，另一种是将异地就医管理服务相关内容纳入本地医保定点医疗机构协议中。第六，继续沿用异地就医申报制，对转外就医进行引导和限制。但是，实践中许多地方出于社会压力，将审批制改为事后备案制。

（3）信息的互联互通办法。第一，依托金保工程或异地就医专网建立专门的异地就医信息交换平台。③ 第二，依托金保工程（或异地就医专网）与城域网相结合的方式，通过多层次星形结构网络实现省、市、县、定点医疗机构之间的信息连接④。第三，推进改善异地就医管理服务的硬件水平⑤。

（4）资金的互联互通办法。第一，就医地结算。就医地经办机构与定点医药机构直接结算，参保者仅需承担个人自付费用。⑥ 当

---

① 如云南省规定凡是城镇职工医保的两定机构都是异地就医定点医疗机构，新疆也将基本医保所有的两定机构作为异地就医定点医疗机构。

② 如湖北省要求各地市经办机构与异地就医定点医疗机构签订《湖北省基本医疗保险异地就医定点医疗机构医疗服务协议》，协议规范了住院登记、目录对应、费用明细传输、费用审核各个业务环节的管理服务工作。

③ 保障各省辖市之间异地就医相关数据的互联互通是实现异地就医联网实时结算最主要的条件之一。各省在建设省内异地就医实时结算系统时，都依托金保工程或异地就医专网建立了专门的异地就医信息交换平台。如福建省通过一个独立的异地就医业务专网平台，实现了省级和各地市之间的医保信息网络的互联；江西省搭建了一个省级异地就医结算信息管理平台，作为中间平台将各省市分散的医疗保险信息系统联系起来；山西省通过省内异地就医直接结算信息管理服务平台，实现所有统筹地区间信息的交互。

④ 其中，各省异地就医信息交换平台是网络的中央节点，负责连接各地市的异地就医信息交换平台，这形成了第一个层次的异地就医信息交换网络；地市层面的异地就医信息交换平台是地市层面的中央节点，负责连接各县（市、区）的医保信息系统，实际使用的是各地市的医保城域网络。同时，各县（市、区）的医保信息系统与辖区内的异地就医定点医疗机构实现互联。

⑤ 实现信息的互联互通需要统一相应的接口编码等信息系统，因此需要对其他地市、区县和全省异地就医定点医疗机构的相应硬件进行改造升级。因此，各省在推进省内异地就医结算工作时往往筹集专项经费用于改善各级经办机构及异地就医定点医疗机构的医保信息系统的硬件水平。如湖南省2010年12月争取财政支持700多万元，完成了异地就医系统开发、功能调优升级及市本级、区县本级和全省异地就医定点医院异地就医平台安装、调试和培训。

⑥ 当然，实践中往往是先由医疗机构垫付基金需要支付的部分，随后由就医地经办机构与两定医疗机构结算。

然，许多省份的非省会城市参保者到省会的异地就医费用由省医保中心（局）负责直接结算。[①] 第二，经办机构之间互相清算。就医地医保经办机构垫付费用后，与参保地经办机构清算。清算分两种：一种是省—市、市—县两级清算模式，省级负责与各地市清算，各地市负责与各县区清算[②]；另一种是地市之间的直接清算[③]。第三，部分省份建立了省级异地就医周转金，用于垫付异地就医费用。[④]

## （三）跨省异地就医管理服务协作

跨省异地就医管理服务协作主要通过异地就医结算平台之间互联、点对点延伸异地就医定点医药机构、委托代理、就医地建立参保地经办机构分支机构等方式，来实现不同经办机构之间的协作。

### 1. 异地就医交换平台模式

异地就医交换平台模式指跨省的相应经办机构搭建专门的异地就医信息和资金交换平台，实现不同统筹地区间信息和资金的互通，进而实现跨省异地就医人群费用的实时结算。

当前，跨省异地就医信息和资金交换平台主要有广州市"泛珠异地就医结算网络平台"、海南省和云南省异地就医结算信息平台。

跨省异地就医管理通常遵循"实行就医地管理，执行参保地政策"的原则。具体做法如下：一是建设异地就医结算系统平台，作

---

① 主要原因是省会城市认为经办压力大，垫付压力也大，所以不愿意承担。如山西太原市以外的其他地市到太原就医结算，由省医保中心负责直接结算和管理。

② 如吉林省省级经办机构负责市级经办机构间的清算，市级经办机构负责县市经办机构间的二次清算。

③ 如福建省异地就医结算中心在软件系统上统一生成结算数据，市级经办机构之间结算，而后由就医地市级经办机构与定点医药机构结算付款。

④ 为了保证异地就医资金的顺畅支付和清算，许多省份建立了异地就医周转金制度。当然，在现实中周转金的称谓并不一定相同，如福建将其称为风险调剂金，按照全省各统筹地区上年度医保基金结余的2%上解到省风险调剂金财政专户，建立省市两级风险调剂金制度，专门用于异地就医联网结算资金垫付，以确保及时清算到位。河南称为周转金，首笔周转金由省级和省辖市经办机构按照上年度各统筹地区参保人员省内异地就医发生医疗费用的25%上解，以后每季度按上季度实际发生额上解，用于全省异地就医费用的结算。

为信息和资金的中转枢纽。① 二是实现就医地和参保地医保信息系统的对接。三是实现经办业务流程的对接。四是建立专门的异地就医结算支付账户和结算流程。五是建立跨省异地就医合作关系，签订协作协议。

**2. 点对点延伸定点医药机构模式**

如前述，点对点延伸定点医药机构模式指参保地经办机构与统筹地区外定点医药机构签订服务协议并联网结算。这些统筹区外签订协议的定点医药机构实际就是参保地定点医药机构在统筹区范围外的延伸。参保者赴这些机构的就医流程与本地机构一致。这种模式现实中应用非常普遍，也是地市级经办机构发起的跨省异地就医管理协作最主要的形式，主要适用于参保地异地就医数量非常集中的城市和医疗机构。

**3. 委托代理模式**

委托代理模式指参保地经办机构委托其他机构承担部分或全部异地就医人群管理服务。如前述，实践中可分为如下几种：一是委托就医地经办机构代为办理异地就医费用报销业务，如上海。本质上仍是一种垫付报销制，仅仅在事后费用报销方面予以了改进。二是委托异地就医城市中的本统筹地区政府办事机构代为办理费用报销业务。如西藏自治区医保经办机构委托自治区驻北京、上海、西安、成都4个办事处和郑州、兰州等8个干休所代为管理跨省安置退休人员的异地就医费用结算业务。三是委托商业保险公司承担部分异地就医管理服务业务。

**4. 在就医地建立参保地经办机构分支机构方式**

这一模式指在就医地成立参保地经办机构的分支机构，直接管

---

① 如海南省政府在2009年拨付专项经费360多万元，用于跨省就医结算系统平台开发建设，平台可为各地经办机构与定点医院之间构建信息交流渠道，初步解决各方信息共享问题，依托这一系统平台，可以和各省、市经办机构开展异地就医结算业务。

理参保地异地就医人员的结算业务。如西藏自治区在四川省成都市设立医保费用结算中心，以方便居住在成都周边的西藏城镇基本医疗保险参保人员就诊、就医的结算。

## 三　异地就医运行情况分析

本部分主要依据 2008—2014 年人社部社保中心全国医疗保险运行分析报告中异地就医相关数据，以及 2008—2014 年人力资源（劳动）和社会保障事业发展统计公报、中国劳动统计年鉴中的医疗保险相关数据，通过各种算法获得相关数据。由于数据年份少，许多结论仍有待进一步讨论，仅能反映异地就医管理服务机制的运行趋势。

### （一）职工医保异地就医运行情况

#### 1. 异地就医人群方面

异地就医人群方面大致呈现如下几个趋势：

第一，职工医保异地就医人数增速快，异地就医人群占比不断提高。

第二，异地就医人群中在职人员比重不断提高，增速也超过退休人员。这表现为异地就医人群中退休人员占比逐渐下降。

第三，职工医保在职和退休人群的异地就医人群占比都在不断上升，增速上在职人群新增异地就医的速度快于退休人群。异地就医中在职人员比重提高，明显不能归结于异地安置问题。可能的原因包括：一是经济区域一体化程度加剧，人员流动加速，客观上导致在职人员异地就医情况增加；二是异地就医结算系统日益顺畅，短期外出产生的普通门/急诊费用、个人账户费用都逐步实现了省内实时结算，释放了一定的需求；三是转外就医人群数量不断提高，可能源自医疗资源分布情况的恶化，也可能源自民众收入的增加。

第四，尽管异地就医人群中退休人群占比逐步下降，但仅就退休人群而言，退休人群中异地就医的比重仍不断提高。这意味着，除原来重点关注的异地安置人员外，更多的退休人群发生了异地就医。几个可能的解释是：随着独生子女的父母逐步退休，职工医保参保人员退休后随子女居住的情况增加；职工退休后选择到环境更优地区居住的情况增加；患病后选择到其他城市就医的情况增加。

第五，职工医保异地就医人次增长较快，尽管增速逐步放缓，但增长绝对数仍高，超过异地就医人数的增长。这意味着，存在一名异地就医人员多次就医的情况，可能为门诊情况，也可能为分解住院等情况。

第六，职工医保异地就医住院人次增速放缓，甚至低于职工医保的平均水平。2014年职工医保住院人次增长 9.7%，高于当期异地就医人群增速。同时，住院人数中，异地就医占比缓慢下降。这一现象部分可归结于转外就医人群审批报备措施有效。

**2. 异地就医费用方面**

第一，职工医保异地就医费用总额增长速度仍然较快，但增速逐步放缓，费用总额增速与人员增速较为一致。

第二，住院费用增长速度逐步放缓，非住院服务费用增长速度加快。原因是，随着异地就医联网结算的逐步实现和发展，很多地区将门诊大病、门诊统筹、个人账户都纳入异地就医结算系统。

第三，异地就医费用占职工医保支付的比例逐步增加，且绝对数远高于异地就医人数占比，意味着异地就医人均费用水平超过全国职工医保的平均水平。

第四，职工医保异地就医人均支出与职工医保人均基金支出的比例关系逐步变小。这意味着异地就医人群人均费用和本地就医人群人均费用之间的差距逐步变小。原因可能为：很多轻症病人异地就医，或异地就医中普通门/急诊、门诊慢病病人的比重上升；当然也可能源自异地就医监管协作的效果。

第五，职工医保异地就医人均住院费用与职工医保人均住院费用的差距逐步增大。这意味着，随着各地医保基金总额控制制度的推进和发展，医疗机构可能存在向异地就医人群转移成本的情况。

第六，异地就医费用增长较快，虽然增速逐步放缓，但比例仍然较高，且快于职工医保基金平均增长速度。可能的情况是：医疗技术发展，使得危急重症人员应用了更多的新技术，导致费用上涨；门诊和门诊特殊疾病实现异地就医联网结算，导致费用增长；医院存在向异地就医人群转移成本的可能。

第七，异地就医费用中非住院异地就医费用增速快于住院费用。

第八，异地就医人群的次均费用增长速度快于职工医保的平均水平。这意味着，在总额控制下，可能存在医疗机构向异地就医人群转移成本或应用新技术的情况。

第九，异地就医人群待遇低于本地就医人群，异地就医人群政策范围内补偿比例低于职工医保平均水平4—5个百分点，实际补偿比例差距更大。

第十，职工医保异地就医次均住院费用与职工医保次均住院费用的差异程度逐步增大。

第十一，异地就医人次中，非住院人次占主导，但费用不占主要比重，非住院人次增长速度远快于住院人次。

第十二，职工医保异地就医人群中住院人次占比逐步下降。

## （二）居民医保异地就医运行情况

### 1. 异地就医人数和人次方面

第一，异地就医人数快速增长，增长速度虽有所减缓，但增速仍然惊人。原因是各地普遍先实现职工医保异地就医实时结算，后逐步开通居民医保异地就医的即时结算，使得近期成为政策释放大量需求的"震荡效应"时期。

第二，异地就医人数占居民医保参保人数的比例不断提高。

第三，省外就医的比例不断下降。这是因为省内异地就医平台较跨省协作发展得更好，省内异地就医人数增长更快。

第四，异地就医住院人次占总住院人次的比重减少，但总比例仍高于职工医保平均水平。

第五，居民医保异地就医人群住院人次增速虽有所放缓，但仍较高；非住院人次增长速度超过住院人次增长速度。

第六，居民医保异地就医人群住院人次占比有所提高。

**2. 异地就医费用方面**

第一，异地就医费用绝对数额不断增加。

第二，异地就医费用中住院费用占比缓慢下降。

第三，居民医保异地就医费用占居民医保基金支出的比重偏高，高达30%；同时，异地就医费用中住院费用的占比也在不断提高。

第四，居民医保异地就医次均费用与居民医保次均住院费用之间的比例关系逐年下降。一个可能的解释是，异地就医人群中轻病异地就医的情况加重，即并非重症病人异地住院就医。这得益于顺畅的异地就医结算系统，但也存在不应异地就医的人群转外就医。

第五，异地就医费用方面，居民医保次均费用与职工医保次均费用的差距比本地就医要小。表现为职工医保异地就医次均费用与居民医保异地就医次均费用的比值小于职工医保平均就医费用与居民医保平均就医费用之间的比值。

第六，居民医保的异地就医费用与本地就医费用差距超过职工医保。

第七，居民医保异地就医次均费用的增速有所提高，但这一水平既低于全国居民医保次均住院费用的增长速度，也低于职工医保异地就医次均住院费用的增速。

第八，居民医保异地就医政策范围内报销比例普遍低于居民医保 10 个百分点以上。

## （三）异地就医管理服务发展情况

异地就医管理服务机制迅速发展。2011 年，各地仍以启动省内直接结算平台为主；到 2014 年，已有 22 个省实现了直接结算，28 个省启动了省内异地就医结算平台，仅有河北、甘肃 2 个省尚未开通。跨省异地就医方面，2011 年仅有上海的委托报销方式，到 2014 年，上海、海南、广东、重庆、陕西、湖北等地探索跨省异地就医协作直接结算（见表 4－2）。

表 4－2　异地就医管理服务发展情况

| 年份 | 省内直接结算 | 探索跨省情况 |
| --- | --- | --- |
| 2011 | 以启动为主 | 上海与 15 个省、市三年互相结算异地安置退休人员就医超过 10 万人次 |
| 2012 | 北京、天津、上海、重庆、福建、海南、云南 7 个省实现省内异地就医直接结算 | 上海、海南、广州等地以异地安置退休人员为重点，探索跨省异地就医直接结算 |
| 2013 | 北京、天津、上海、重庆、福建、海南、云南、吉林、浙江、山东、江苏、湖北、湖南、新疆、兵团 15 个省实现省内异地就医直接结算 | 上海、海南、广州等地以异地安置退休人员为重点，探索跨省异地就医直接结算 |
| 2014 | 22 个省实现直接结算 | 上海、海南、广东、重庆、陕西、湖北等地探索跨省异地就医协作直接结算 |
| 2015 | 27 个省实现直接结算 | 上海泛长三角协作、海南与 16 省协作、重庆西南片区、陕西和新疆及西北片区、广州泛珠三角区、中部四省省会、新疆与浙江协作 |

### (四) 基本判断

第一，随着异地就医管理服务机制的日益顺畅，异地就医人数、人次和费用都有较大幅度的上升。基本呈现为刚开通异地就医系统之后，稍待公众知晓后，就出现快速的增长，如居民医保甚至出现超过100%的增长，后来随着时间推移，增速逐步放缓。这一放量增长中有多大比重是以前压抑的异地就医需求的释放尚不得而知，这一情况是否为新政策推出后的震荡效应也还有待进一步观察。但是，这种情况必须为政策制定者所关注，特别是全国异地就医平台开通后可能出现的情况应与此类似。

第二，各地推进的异地就医联网结算系统和监管协作方式对于抑制异地就医费用的不合理增长发挥了一定的作用。这表现为异地就医人均支出与参保地人均支出之间的差距逐步缩小。

第三，在各地逐步落实医保基金总额控制的背景下，部分地区医疗机构存在向异地就医人群转移成本的情况，异地就医人群应用新技术、目录外药品、政策范围外服务的情况较本地患者更加严重。这既意味着当前属地化管理的落实效果还有待改善，也意味着需要进一步探讨解决的办法。

第四，随着异地就医联网结算系统的推进，普通门/急诊、门诊慢病逐步纳入即时结算中，成为异地就医费用上涨的新动力，也是新的监管难点。如2012年职工医保异地就医人群次均门/急诊费用为274元，次均门诊大病为1351元，远高于当年本地就医人群的平均水平。

第五，保留转外就医人群的参保地审批制度对控制不当异地就医转诊情况发挥了重要作用，这表现为异地就医人群中住院患者比重的下降和增长速度的放缓。但也需要注意，许多地方实行的事后报备方式，也导致一些不符合标准的患者转院外地。

第六，职工医保异地就医人群仍然不多，并未达到 2% 的比重，可能还未达到一个稳态。

第七，尽管退休占比下降，但是短期内退休人群仍是主要的异地就医人群，仍占 50% 以上。特别是异地就医退休人群中非狭义异地安置人员的比重不断上升，需要考虑这类人群的异地就医问题。主要包括以下几类人群：一是独生子女情况下，职工医保参保人员退休后随子女居住的；二是退休后选择到环境更优地区居住的；三是患病后选择到其他城市就医的。

第八，异地就医中在职人员比重提高，明显不是异地安置带来的问题。可能的原因包括：一是经济区域化情况加剧，人员流动加速，客观上导致在职人员出现异地就医的情况增加；二是异地就医结算系统日益顺畅，短期外出产生的普通门/急诊费用、个人账户费用都能省内实施结算报销，也释放了一定的需求；三是转诊就医人群的数量不断提高。这需要改变当前主要以异地安置人员为目标的方式，需要考虑将部分长期异地就医人群纳入属地管理。

## 四　异地就医管理服务机制取得的成就

自新医改以来，我国异地就医管理服务机制不断改革和完善，取得了非常好的效果，基本解决了垫付报销制下的垫付难、报销难问题，有效缓解了监管难的问题。

### （一）明显减缓了参保者异地就医的财务和事务负担

第一，随着各种异地就医联网结算的实现，参保人出院时，只需支付个人自付费用，与以往个人垫付全部费用的情况相比，明显降低了个人垫付费用负担。即便未实现实时结算，各地也探索出了简化的、更便捷的费用报销方式，有效缓解了个人垫付压力和报销难度。

第二，大多数情况下，异地就医参保人员不再需要回到参保地报账，免除了跑腿、垫资、报账之苦。

第三，实时结算和便捷报销等方式的发展，加快了费用结算和报销速度，解决了之前报销时间较长的问题。

## （二）缓解了参保地经办压力，提升了监管水平

对参保地而言，缓解了业务量大、监管难、审核难、查处难的问题。同时，提高了对于异地就医的监管水平，医保基金运行更加安全。

一是参保地经办机构的手工报销业务量下降，减轻了事务性负担。

二是联网结算后，异地就医服务纳入就医地协议管理及考核内容，提高了对异地就医行为的监管水平。

三是通过信息系统传输异地就医信息，保证了数据资料真实性，降低了开具假发票、骗取医保基金等违法事件的发生概率。

四是各级、各地医保经办机构以异地就医联网结算为纽带，整合资源，形成了监管合力。

五是实现了就医地管理，较原来的参保地管理效率更高。一方面，异地就医联网结算后，服务协议签约主体从参保地经办机构转为就医地经办机构。另一方面，异地就医费用审核、结算、稽核主体由参保地经办机构改为就医地经办机构。同时，就医地经办机构通过加强预算和实行异地就医付费总额控制等措施，对参保地医疗保险基金平衡承担相应责任。

## （三）待遇更加公正公平

参保人员异地就医信息全部通过网络进行匹配，自动获取参保地报销政策，所有人一视同仁，杜绝了人为干预和操作可能。

## （四）有利于原行业统筹企业进一步按照属地方式参保

尤其是，解决了大型封闭运行企业点多、面广、人员流动性大、

纳入社会统筹后就医不便的问题，有利于原封闭运行企业纳入社会统筹管理。如山西省在实现省内异地就医联网结算后，2013年将9.8万名电力企业职工纳入社会统筹。

## 五　异地就医管理服务机制存在的问题

### （一）省内异地就医实时结算存在的问题

第一，经办能力不足问题凸显。省级层面缺乏专门机构、编制和经费，难以适应当前猛增的业务需求；市级层面，原有经办能力已到极限，难以承担新增的属地管理等异地就医业务。

第二，异地就医联网结算率有待提高。

第三，省内异地就医存在不同层面的诸多质疑。便捷的异地就医管理服务，导致大量异地就医人员涌入省会城市、中心城市，恶化了当地的看病难问题；大量需求的释放，导致基金安全压力倍增；同种疾病的本异地待遇差异，进一步引发了参保者内部的不满情绪。

第四，就医地医保基金和医疗机构的垫资压力大，不满程度高。这表现为多省省内异地就医资金的垫付单位为省直医保，而非省会城市医保基金。

第五，统筹层次有待提高，部分地区仍然延续的县级统筹模式，导致省内异地就医实时结算系统的不畅。

第六，异地就医信息系统中信息编码的行业标准缺失，材料管理有待规范，就医明细难以有效传递。

第七，当前很多地区异地就医省内联网结算仅限于住院费用，对门诊慢性病、个人账户的联网结算需求日益增加。

第八，便捷的省内异地就医联网结算，使省内跨市县异地就医业务量猛增，基金安全性和可持续性存在隐忧。

第十，大病保险等各类补充医疗保险存在异地就医结算需求。

## （二）跨省异地就医协作中存在的问题

如前述，跨省层面异地就医协作往往存在如下问题：

一是跨省业务推进缓慢。当然，这主要源自各地预期国家要建立国家级平台，为防止重复开发而采取观望态度。

二是跨省异地就医管理服务仍主要是垫付报销模式，联网结算应用范围小，参保人垫付难、报销难，经办机构审核难、监管难问题仍然存在。

三是缺乏全国统一信息标准和编码规范，信息难以互联互通。

四是异地就医财务体制存在缺陷。特别是，缺乏异地就医周转金，付款不及时情况普遍存在。

五是经办能力不足问题凸显，现有人员难以承载属地监管和异地就医管理服务业务，有业务、无编制问题普遍存在。

六是受限于网络条件和运营情况，现有信息系统和平台难以满足业务扩展，仍需要提高和完善。

七是缺乏全国统一的跨省异地就医监管协作协调机制，属地监管沦为空谈。

八是跨省异地就医费用增长过快。

九是本省和跨省就医人群待遇的差异引发公平性问题。

# 第五章　欧盟国家跨国就医管理服务机制研究

随着欧洲一体化的发展，欧盟成员国之间人口流动日益频繁，每年有数亿人在欧盟各国间流动，产生了相应的跨国就医问题。当前，欧盟用于跨国就医的资金已占每年公共预算的1%。而欧盟28个成员国之间医疗保障制度各异，欧盟在未调整各国医疗保障制度的情况下，如何实现顺畅的跨国就医，对解决我国医保异地就医问题具有重要的借鉴意义。

为此，本部分以欧盟国家间的跨国异地就医管理服务机制为案例，剖析欧盟对于跨国异地就医的基本原则、协调机制、所签订的合作协议，以及具体的跨国就医管理服务模式，并分析典型欧盟国家的跨国就医管理模式对我国的启示。

## 一　欧盟跨国异地就医管理服务机制的发展和演进

20世纪70年代，欧洲经济共同体（European Economic Community）就发现倘若只是完全健康的人才能在欧共体内部自由流动，那并不符合欧共体的人口自由流动原则。因此，当时的欧共体建立了一系列机制用以保障个人能够从欧共体其他国家中获得医疗保障待遇。当时的机制需事先获得参保者所参加医保基金的许可，且仅在特定情况下可以获得医疗保障待遇。这种需要提前授权（pre-authorization）的方式，遭到了当时民众的反对。这些反对声音最终在欧盟法院（Court of Justice of the European Union，CJEU）取得了成功。[①]

自此，欧盟跨国异地就医管理服务政策的出发点逐步从保障自由流动人群的医疗保障待遇转变为保障欧盟境内货物和服务的自由流动，这时医疗服务被视为一种经济行为，因此之前需预先授权的服务方式成为新的服务和商品自由流动原则的障碍。当然，欧盟法院也接受医疗服务与一般货品和服务存在部分不同的观念，认为在异国接受住院服务还是需要接受事先授权原则的约束，除非这类住院服务在参保国无法获得。

但是，许多欧盟成员国政府并不接受这一原则。原因是这一原则存在许多漏洞，给了投机者机会，医保移民情况时有发生。[②] 同时，也存在许多争议，这一时期也出现了许多源自个案和不典型情况的判例。[③] 针对这些问题，欧盟在 2004 年出台了新的跨国异地就医的指令。

2011 年，经过多年的商议，欧盟议会和委员会正式接受了《跨国异地就医患者权利指南》，这为欧盟层面跨国异地就医管理服务政策提供了清晰的法律框架，并去除了许多模棱两可的政策。这个指南意味着指南目标从促进和保护医疗服务交易转变为保护欧盟成员国内公民的权利。当然，新的指南并未增加新内容，仅是明确了相关权责。新的指南规定，欧盟公民有权利在就医国获得他所在国医疗保障制度补偿的服务和待遇。不需要住院治疗的医疗服务，可不经事前许可自由去他国就医，但是去他国享受住院服务则必须经过

① Mchale J. V. The New EU Healthcare Rights Directive: Greater Uniformity? [J]. British Journal of Nursing, 2011, 20 (7): 442 – 444.

② Kanavos P., Richards T. Cross Border Health Care in Europe: European Court Rulings Have Made Governments Worried [J]. Bmj Clinical Research, 1999, 318 (7192): 1157 – 1158.

③ McKee M., Belcher P. Cross Border Health Care in Europe [J]. BMJ, 2008, 337: a610.

本国医疗保障制度的许可，以确保参保国医保基金运行和操作安全。Jelfs 和 Baeten 认为这一指南还对国家政策存在一些潜在的影响。一是成员国政府必须提供足够信息以服务跨境就医患者的要求，意味着各国需强化医疗服务质量指标开发和评价的相关工作。二是建立成本核算机制和清晰收据的要求，可能推动各国筹资机制的改革，从而使医保制度更加透明化。三是由于各国医疗保障制度需补偿非本国签约医疗机构的费用，可能对补偿本国非签约医疗机构的政策产生影响。[①]

欧盟跨国就医政策的发展与演变，如表 5 - 1 所示。

### 表 5 - 1　欧盟跨国就医政策概览

| 年份 | 法律 |
| --- | --- |
| 1971 年 | 1971 年 7 月 14 日发布的 EEC No. 1408/71 条例用以规范在欧共体内流动的雇员、自雇员及其家庭成员适用的社会保障计划 |
| 1998 年 | 根据 Kohll 和 Decker 两个判例，CJEU 提出了两个相互关联的原则*，病人可以适用内部市场原则，在其他成员国获取所需的医疗服务 |
| 1998 年 | 推进促进现代化社会保障体系合作的进程 |
| 1998 年至今 | 在病人流动性方面继续使用 CJEU 原则 |
| 2002 年 | 巴塞罗那欧洲理事会议上确定使用欧洲医疗保险卡（EHIC）替代在其他成员国就医时的纸质档案 |
| 2003 年 | 欧盟委员会召集了高层次就医程序会议，明确解决人员流动的问题，出台了一系列的推荐意见以最大化保障流动人员的福利待遇 |
| 2004 年 | 在社会保障体系的协调性方面，使用规范 EC No. 883/2004 以替代 EEC No. 1408/71 |
| 2004 年 | 欧盟委员会出台了《内部市场服务指南草案》（Draft Directive on Service in the Internal Market），试图将 CJEU 判例转为法规 |
| 2005 年 | 引入《专业执业资质认定指南》（Directive on the Recognition of Professional Qualifications） |
| 2006 年 | 引入《内部市场服务指南》（Directive on Service in the Internal Market），但是将医疗服务排除在外 |

---

① Jelfs E., Baeten R. Simulation on the EU Cross-border Care Directive: Final Report [R]. Brussels: OSE/EHMA, 2012.

**续表**

| 年份 | 法律 |
| --- | --- |
| 2008 年 | 欧盟委员会发布《跨国异地就医患者权利指南》 |
| 2009 年 | 采用规范 EC No. 987/2009，确定实施 EC No. 883/2004 的规范，以此协调成员国间的社会保障体系 |
| 2010 年 | 关于协调社会保障体系的规范 EC No. 883/2004 被确立为法律 |
| 2011 年 | 正式采用《跨国异地就医患者权利指南》 |
| 2011 年 | 欧盟委员会提出了《专业执业资质认定指南》的修正建议案 |
| 2013 年 | 各国逐步将《跨国异地就医患者权利指南》转化为本国法律 |

＊此处两个相互关联的原则是：在跨国就医前未获得转诊许可的非急诊服务所产生的医疗费用可以得到参保国的补偿；跨国就医行为对医保制度产生极大的基金风险的时候，对跨国就医要求事前许可是合理的。

## 二　欧盟境内跨国异地就医人群

欧盟境内跨国异地就医人群大致分为如下几类：

第一，临时到国外旅居的人群（temporary visitors abroad）。这一人群包括临时到国外旅游、度假和工作的人。这类异地就医人群随着欧盟内部旅游人群的增加而快速增加。特别是夏季，北欧到南欧大规模的旅游人群是这类人员的重要组成。这类人群主要是退休人群，罹患慢性病的较多，主要依靠欧盟医疗保险卡在其他国就医。

第二，退休后到他国居住的人群。这主要是北欧国家到南欧国家居住的退休人群。对于这类人群，欧盟议会要求其保留在本国领取退休金的权利，同时要求其参加居住国的医疗保障制度。[①] 但这一人群跨国就医存在许多新问题：一是长期护理问题，由于南欧缺乏完善的长期照护制度，长期照护服务仍按传统由家庭成员提供，而北欧国家来南欧居住的退休人群显然无法依赖其原有家庭获得服务，

---

① Legido-Quigley H., Parra D. L. Health Care Needs of British Pensioners Retiring to Spain: An Agenda for Research [J]. Eurohealth, 2007, 13 (4): 14 – 18.

这引发了北欧国家高龄退休人群返回本国居住的新情况。二是频繁的居住地移动，对居住地参保政策有很大影响，实施的难度较高。三是各国卫生服务制度和社会医疗保险制度之间的制度差异使跨国就医存在诸多有待解决的矛盾。

第三，在边境地区居住的人群。由于欧洲国家普遍较小，许多人居住在边境地区，其中部分人群赴本国的医院就医远不如到邻国的医疗机构方便，因此许多国家边境地区的医疗机构都与其他国家签订了直接服务协议。如人烟稀少的法国和西班牙边界的比利牛斯地区等。

第四，自愿（主动）转外就医的人群。这类人群形成原因包括：①医疗服务价格的差异，主要指非医保支付范围内需个人自付费用的服务。在欧洲国家，诸如美容目的的牙科和外科医学服务并不在基本医疗保障覆盖范围内。因此，许多人倾向于到价格较低的国家接受服务。如许多参保者到牙科服务价格较低的匈牙利接受牙科服务。[1] ②出于就医习惯产生的跨国就医，如在荷兰就学的德国留学生多倾向于回国接受治疗。[2] ③由于本国医疗服务质量差，而自主进行的转外就医行为，主要是中东欧国家。

第五，由本国医疗服务系统转外的个人。在部分欧盟国家，有规范的转外就医程序，这种转外就医的患者往往需要高度专业的医学服务或罕见病治疗服务。

## 三 欧盟层面规范跨国异地就医的基本原则

欧盟国家对于跨国就医主要遵循《欧共体 1408/71 号条例》和

---

① Matthias Wismar, Willy Palm, Josep Figueras, Kelly Ernst, Ewout van Ginneken. Cross-border Health Care in the European Union: Mapping and Analysing Practices and Policies [M]. Copenhagen: WHO Regional office for Europe. 2011.

② Glinos I. A., Doering N., Maarse H. Travelling Home for Treatment and EU Patients' Rights to Care Abroad: Results of a Survey among German Students at Maastricht University [J]. Health Policy, 2012, 105 (105): 38 – 45.

《欧共体 574/72 号条例》规定。跨国就医主要包括以下五个原则：属地化参保下的国民待遇原则，跨国就医时基本遵循就医国医疗政策和参保国待遇，区分不同类型跨国就医，区分跨国时长，允许各国因地制宜、有所调整。

第一，属地化参保下的国民待遇原则，指欧盟成员国公民参加非国籍国成员国的社会保障制度后，由该国保障制度提供保障，享受该国国民一致的待遇，同等权利、同等义务。

第二，跨国就医时基本遵循就医国医疗政策、参保国待遇的原则，费用由参保国支付。欧盟公民在非参保国跨国就医时，享受与该国国民同等质量的医疗服务，相应待遇遵循参保国规定，费用也由参保国支付。当然，由本国医疗保障体系转外的患者，在本国医保系统允许的情况下，可以享受就医国政策和待遇，费用由参保国支付。

第三，区分不同类型跨国就医行为，进行分别管理。欧盟将跨国就医分为本地居住和异国工作就医、短期旅居异国就医、退休异国生活就医、计划跨国就医四种类型。除计划跨国就医外，其他类型仅需持欧洲医疗保险卡即可实现跨国就医。计划跨国就医则首先需要得到医生的允许，并向相应机构提出申请，核准后才能获得跨国就医待遇。

第四，区分跨国时长，指欧盟对于临时和短期的跨国就医行为实行参保地待遇、就医国服务原则，对于长期跨国就医行为要求参加长期所在国医疗保障制度，长期跨国的时长基本为居留时间超过两年半。

第五，允许各国因地制宜、有所调整地采用各类异地就医政策，如欧盟成员国之间的社会保障协作机制、成员国边境地区简易异地就医管理服务政策。除欧盟层面的统一规范方式外，欧盟也允许各国根据本国情况，采取各种形式的异地就医合作。

## 四　欧盟层面的协调机制

由于欧盟是一个地区性、政府间的国际组织，主要职能是协调各成员国之间的关系，无权要求各国调整或改革各自的医疗保障系统。因此，欧盟层面主要通过协调方式解决跨国就医问题。

## （一）开放性协调机制是平台

开放性协调机制是欧盟层面解决成员国之间差异的协商平台。这一平台自 2006 年开始用于医疗领域的协调。

在这一框架下，对于跨国就医事务的协调主要体现在建立机制和配备工作组两个方面。第一，建立了共同体框架约束下各成员国共同协商的医疗保障制度管理协调机制，协商确定相应的跨国管理制度，制定相应的管理流程和衡量指标，并评估相应工作；第二，欧盟委员会召集参与跨国就医的所有成员国专家，建立高层工作组，推动各国在医疗保障领域的合作。

## （二）多个管理和协调机构作为辅助

关于跨国就医的管理工作，欧盟还有若干个部门涉及其中，作为辅助。

一是欧盟委员会。这是欧盟政策的具体执行机构，主要负责提出欧盟跨国就医合作的目标和相关建议，同时接受各国的反馈和建议。

二是社会保护委员会和经济政策委员会。这两个委员会主要负责审核欧盟委员会制定的社会保护政策，包括跨国就医政策，并进行表决。表决通过后，由欧盟各成员国根据政策，制订本国操作方案。

三是欧洲议会。欧洲议会负责监督和质询跨国就医相关协议和规章的执行情况，听取和审议欧盟委员会的报告。

四是欧盟法院。主要负责处理跨国就医中的一些特殊案件，这些案件一般是《欧共体 1408/71 号条例》和《欧共体 574/72 号条例》以及相应国家的法律缺乏针对条款的跨国就医案件，需要欧盟法院进行法律仲裁和保护。

# 五 合作协议

2008 年，欧盟委员会发布了新的指令，用以规范欧盟境内跨国就医行为。这一指令是在 2004 年因医疗机构反对而放弃的欧盟境内服务指令草案框架（2006/123/EC）的医疗服务部分的基础上发展完善的，目的是"明确病人在跨国医疗中的权利，明确成员国和医疗服务提供者的法律义务"。这一指南在 2011 年被欧洲正式列为法规，并开始推动各国将指南转化为本国法律。

欧盟层面医疗保障合作协议的主要内容包括：

第一，明确欧盟成员国提供的跨国服务的标准。

欧盟国家对跨国就医人员提供的服务必须是高质量和安全的服务；欧盟国家必须向跨国就医人员提供医疗服务效果、价格和相关后果方面的信息；医务人员需要拥有职业责任保险；必须尊重和保障患者隐私。

第二，明确参保国（流出国）的责任。

一是非住院服务不需审批，待遇参照国内。参保国医疗保障制度提供的非住院服务，跨国就医时不需事先获得参保国授权，且待遇补偿不得低于参保国水平。

二是住院服务需要审批，以保障有序就医。参保国医疗保障制度提供的住院服务，允许建立事前的授权机制，在必要和合适的情况下提供授权。

三是行政和审批程序必须客观、非歧视，并考虑患者状况。跨国就医行政程序和事前授权制度必须依据客观和非歧视性的标准。同时，应考虑特定医疗条件和患者健康状况。

四是欧盟成员国需建立国家级联络处，帮助跨国就医者获得信息。

第三，明确跨国就医时的各成员国权利。

一是不改变就医国（流入国）政策，尊重就医国管理自主权，欧盟各成员国拥有确定本国医保福利和待遇的自主权。

二是就医国医疗服务提供者必须依照本国法律相关规定向跨国就医人员提供医疗服务。

第四，强调欧盟成员国之间的合作。

一是各成员国建立欧洲参照网络，以实现欧洲在医疗领域的合作。

二是欧盟成员国应建立医疗技术评估体系，并提高欧盟各国在这一领域的合作和交流。

三是建立由成员国代表参加的执行委员会，落实各种相关要求。

第五，欧盟成员国通过分享技术标准和格式建立更有效的医疗服务电子信息系统，逐步提高系统的交互性和操作性。

第六，建立欧洲统一的药物目录和医疗服务目录，推动欧盟各国更好的合作。

一是药物方面要求处方互认并建立欧盟跨国就医药品的负面清单。医务人员开具的处方必须被所有成员国认可，从而帮助药师和其他专业医疗服务人员核实处方真实性。同时，建立一个跨国就医药品的负面清单，将由于公众理由被排除在外的药品纳入其中。

二是建立欧洲统一医疗服务目录。

## 六  管理服务

### （一）以 E 表格和欧洲医疗保险卡作为媒介验证身份

E 表格和欧洲医疗保险卡的主要作用在于验证身份、明确最终医疗费用的支付国。

E 表格是欧洲医疗保险卡出现之前最主要的身份验证和信息传输工具，是依照欧盟原则设计的一系列针对不同跨国就医情况的标准化表格。在 1993 年到 1997 年间，共有 31 种。当前，仍然有部分 E

表格保留下来（见表 5 - 2）。

**表 5 - 2　当前仍在使用的保障跨国就业人员医疗保障待遇的部分 E 表格**

| E 表格 | 作用 |
|---|---|
| E101 | 在欧盟其他成员国短期工作一年及以下的自雇者和雇员，用于证明个人在本国履行缴费义务 |
| E102 | E101 表格过期后，重新申请一年期限的表格 |
| E106 | 应对居住地和工作地国别不同的情况，通常设定为两年半有效期限 |
| E109 | 用以解决家庭成员在欧盟一国居住而其配偶在另一国居住的情况 |
| E110 | 用于国际运输业劳工 |
| E119 | 领取失业津贴，用于在欧盟经济区其他国家寻找工作的人群 |
| E128 | 用于在欧盟经济区其他国家学习的人群 |

欧洲医疗保险卡是欧盟委员会自 2003 年开始推广的用于跨国就医的信息工具载体。欧洲医疗保险卡整合了 E 表格中绝大多数表格的功能，简化了跨国就医的管理流程。截止到 2009 年 5 月，欧盟境内约 1.8 亿人拥有欧洲医疗保险卡，在公民跨国行为较多的国家如奥地利、意大利、瑞士等国，已经接近 100% 覆盖；而在希腊、波兰、罗马尼亚等国则仅有约 5% 的人群拥有。欧洲医疗保险卡外观设计一致，按照通用规格制造，各国医疗保障系统都能够识别，并且以标准格式记录信息。当前，欧洲医疗保险卡仅包含个人基本信息（性别、识别码、出生日期等），主要作用是身份认证，是对早期 E111 等表格的一种替代。当然，如果因为紧急情况未携带或丢失了欧洲医疗保险卡，可通过邮件或传真申请替代证件，其功能一致。但是，计划出国就医不能使用欧洲医疗保险卡，必须持有 E112 表格。

### （二）通过欧盟统一信息网络实现数据互换和结算

欧盟境内跨国就医的费用结算在欧盟统一的信息网络平台上完成。这一平台连接各国的医疗机构、经办机构和管理部门，并实现相应的数据共享，在此基础上实现数据的互联互通和资金的结算。

流程上，首先由跨国就医的就医国（流入国）医疗机构向参保国（流出国）管理机构和经办机构提交结算申请，随后，通过数据交换，参保国经办机构对费用审核无误后，将应由参保国医保制度支付的费用结算给就医国医疗机构。

## （三）区分计划和非计划就医、授权和非授权就医，进行分类管理

欧盟各国在具体管理中，非计划跨国就医人群，即因临时原因赴他国就医人群，可以获得参保国补偿，一般而言持欧洲医疗保险卡就医即可，在无法有效使用的情况下，执行垫付报销方式，由参保者先行垫付，回国后按本国政策事后报销。具体流程如图 5 - 1 所示。

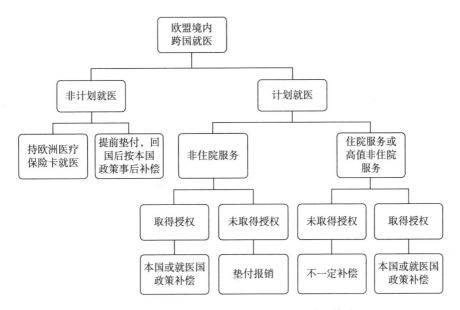

图 5 - 1 欧盟境内跨国异地就医的经办管理策略

对于计划就医人群的管理则相对复杂。一般情况下，计划跨国就医人群需事先获得本国医疗保障经办机构的同意和授权，如果获

得授权则按照本国或就医国政策进行报销。对于未获得授权的计划跨国就医情况，区分住院服务和非住院服务，分别进行管理。对于住院服务或高值非住院服务，如果未获授权则就医时肯定需要个人自付费用，回国后能否补偿也并不确定，部分欧盟国家对于这种情况不予补偿；而对于费用不高的非住院服务则采取垫付报销方式。

## 七　其他形式的跨国异地就医管理服务协作

除上述欧盟层面跨国异地就医管理服务协作外，欧盟各国之间还存在多种形式的跨国异地就医管理服务协作：一是边境地区的跨国异地就医协作，如法国和比利时边境阿登地区的跨国就医协作；二是部分欧盟或欧洲经济区国家之间的社会保障协议或专门的异地就医协作协议，如马耳他和英国之间的跨国转诊协议；三是简化版的欧盟 E112 表格，如比利时边境地区的特别的 E112 表格。

## 八　典型案例

### （一）英国

英国跨国就医人群划分与欧盟一致，分为短期旅居人员的跨国就医、长期在外居住人员的跨国就医、国外工作人员的跨国就医和计划跨国就医人群的跨国就医四种。

#### 1. 短期旅居人员的跨国就医

短期旅居人员的跨国就医往往包括短期外出旅游、商务活动、学习等情况。这种跨国就医需使用欧洲医疗保险卡，英国公民在其他国家持卡就医，待遇执行英国标准。其中，应由英国国家卫生服务机构支付的费用，由英国和就医国相关管理和经办机构定期结算。

**2. 长期在外居住人员的跨国就医**

长期在外居住人员可分两类：一类是退休后的老人，在本国享受养老金和长期护理待遇，但居住在其他国家；另一类是因为其他原因长期在国外居住的人。

第一类人群主要通过 E121 表格实现跨国就医。E121 表格是领取养老金的退休人员及其直系亲属在其他成员国居住，或退休人员仍在参保国居住，但其直系亲属在其他欧盟国家居住，因此获取跨国医疗待遇的资格证明文件。退休人员或其直系亲属到他国居住时，需先到居住国相关机构提交 E121 表格，完成注册，领取居住国医疗保险卡，享受与该国国民一致的医疗待遇。需要由医保制度支付的费用，由英国国家卫生服务机构通过就医国相关机构支付给医疗机构。

第二类人群是因其他原因长期在欧盟其他国家居住的公民。这一群体往往不会一直享受英国的医保待遇，通常通过 E106 表格获得最长的期限（两年半）的医疗保障待遇。之后，这类人群按照属地原则参加居住国的医疗保障制度。

**3. 国外工作人员的跨国就医**

国外工作人员，指虽然在欧洲经济区其他国家工作，但仍缴纳英国国民强制性税收和保险费并为英国雇主工作的雇员或自雇者。这些人员及其直系亲属跨国就医的医疗费用仍由英国国家卫生服务机构支付，享受与英国本土国民同样的待遇。主要通过欧洲医疗保险卡、E101 和 E106 表格配合方式获得医疗保障。

英国根据参保人跨国工作时间长短分类管理：

第一类是跨国工作一年以下的人群。这类人群需通过雇主向英国税务和海关申请领取 E101 表格，证明自己仍在英国缴纳强制性税收和国民保险费。在工作国家凭借欧洲医疗保险卡和 E101 表格获得跨国医保待遇。

第二类是跨国工作两年以上五年以内的人。雇主向英国税务和海关同时申请 E101 和 E106 两张表格。E101 表格证明本人一直履行相关缴税义务，E106 表格用于保障可以享受相应的跨国医保待遇。

### 4. 计划跨国就医人群的跨国就医

计划跨国就医的参保者凭借 E112 表格就医。计划跨国就医者必须先与医生商议，再向有关部门申请，申请通过后由相关机构提供咨询和导医服务。具体来说，有以下两种情况：

第一种是英国医疗机构无法提供相关服务的情况下，参保人可以申请 E112 表格。E112 表格由计划跨国就医者向英国海外医疗小组（Overseas Healthcare Team）申请。E112 表格主要解决本国无法提供相应医疗服务、必须去其他国家就医的情况。

第二种是英国的医疗机构可以提供相应医疗服务，但个人援引欧共体条约 49 条要求转国外就医的情况。这时，计划跨国就医者必须垫付跨国就医费用并回国报销。报销额度按英国国内同类水平进行补偿。

## （二）法国

法国将跨国异地就医人员分为工作人员、退休人员和临时外出人员三类进行管理。

### 1. 工作人员的异地就医管理

根据工作人员的不同性质，可以将在法国就医的工作人员大致分为以下五类。

第一类是自雇人群。在法国一旦商业登记为自雇者，就自动与法国医保制度建立缴费关联，转为属地参保，获得法国本国医疗保险待遇。而未完成商业注册的欧盟其他国家公民，则需从本国申请 E106 表格，由流出国支付跨国就医费用，但时间不能超过两年半。

第二类是个人及家庭都在法国居住，但是个人在其他国家工作。

如果个人在工作国参加医疗保障计划，可申请 E106 表格，由工作国医疗保障机构支付个人及其直系亲属在法国的医疗费用。

第三类是劳动者由于工作原因居于国外，而其家人长期居住在法国。其家人获得工作国医疗保障待遇，需首先向工作国申请 E109 表格，并交给法国相关部门注册，审核通过后，劳动者家人可以获得工作国支付的跨国医疗待遇。劳动者回法国，则需要持有欧洲医疗保险卡享受跨国医疗待遇。

第四类是临时派遣来到法国工作的劳动者，需持有 E101 表格和欧洲医疗保险卡以保证获得一年内的跨国医疗待遇。如果在异国工作超过一年，需要申请 E102 表格，并持 E102 表格到法国相应机构注册。

第五类是从事交通运输业的劳动者。欧盟规定在欧盟经济区内的从业者遭遇疾病时，经停国家需为其提供与本国国民同等的医疗待遇，当然费用由参保国支付。这类群体没有固定的 E 表格，可能要通过欧洲医疗保险卡、E110 表格或者是 E106 表格来获得跨国就医待遇。

### 2. 退休人员的异地就医管理

退休人员分为正式退休和提前退休两类。

正式退休人员需到退休金领取国申请 E121 表格，然后持 E121 表格到居住地相关机构注册，其本人和直系亲属的跨国医疗费用由养老金领取国医保制度支付。其中，E121 表格只包括法国基本的医疗保障待遇，如果需要更高的医疗服务和长期护理，必须购买补充医疗保险。

提前退休人群必须申请 E106 表格，经批准后才可享受跨国医疗保障待遇。但是一旦 E106 表格超过有效时间，就无法获得跨国待遇，只能通过个人购买医疗保险的方式获得医疗保障，直到正式退休转为申请 E121 表格获得退休待遇。

**3. 临时外出人员的异地就医管理**

因为旅游、临时性商业活动等而引起的异国就医，只需要持有欧洲医疗保险卡，就可以在法国享受和本国公民相同的医疗保障待遇。但由于法国普遍采取的是垫付报销方式，因此跨国就医时需要垫付医疗费用，回国后报销，待遇水平遵循本国规定。如果欧洲医疗保险卡忘记携带或丢失，也可通过传真替代证件获得医疗服务。

## （三）德国

在德国，跨国医疗服务执行《欧盟 883/2004 号条例》和各邦的相关法规规定。

自 2004 年 1 月德国社会医疗保险现代化改革法案生效后，所有德国法定医疗保险参保者都可在欧洲经济区和瑞士接受不需授权的门诊服务，包括主观意愿的门诊就诊。但对未经许可的门诊服务，德国疾病基金仅提供与德国本国就医一致的补偿比例。德国患者须向其参保的疾病基金使用 E112 表格申请跨国住院治疗。如果所申请的医疗服务包含在德国法定医疗保险待遇中，且在德国本土就医难以在可承受时间内获得服务，则能够获得转外就医许可。获得转诊许可后，患者所属医保基金将全额补偿相关服务。

## （四）荷兰

荷兰的跨国异地就医管理服务遵循欧盟法规和本国法律。当前，荷兰规范跨国异地就医的法律主要是 2006 年的《健康保险法》。《健康保险法》规定不在荷兰居住但在荷兰工作的人必须参加荷兰基本医疗保险。同时，规定了有权在荷兰参加基本医疗保险但又不在荷兰居住人群的保险费率。

荷兰政府与欧洲经济区和欧盟的国家签订了相关的社会保障协议，荷兰参保者在这些国家接受的医疗服务可以获得补偿。除欧盟和国家法律外，荷兰与比利时之间有着较多的跨国就医合作协议。这些合作协议主要是边境地区的医疗保险基金与医疗机构之间签署的双边协议。荷兰的医疗保险基金与境外的医疗服务提供者有着诸多协议，如 VGZ 保险基金就与比利时的 6 家医院有着住院和门诊服务的协议。

## （五）比利时

比利时的跨境医疗服务主要由欧盟层面的相关法令规范，同时适用欧盟法院的判例规则。

如果比利时参保者到欧洲经济区或瑞士，因故需接受非提前预知的医疗服务时，可持欧洲医疗保险卡就医，医疗费用由保险公司实时或事后予以完全补偿。但欧洲医疗保险卡不适用于私立医院就医，并且仅针对持卡者个人，使用情况限定在临时停留和非提前计划的跨境就医。对于计划跨国就医，则需要申请比利时疾病基金的 E112 表格，或适用欧盟法院的判例原则。这时跨国就医的医疗保障待遇限定在比利时本国待遇范围内。比利时的医院服务跨国就医必须经过疾病基金的事先批准；非住院服务则不需要批准，除非使用了高度专科化的、高额的医疗设施或设备。但是，实践中，对于医院的住院服务和非住院服务的界定并不规范和清晰，往往与相应的疾病基金的规定相关，存在诸多不同。

比利时患者到瑞士就医，通常因循欧盟法院判例原则。对于个人蓄意的跨国就医，如果没有获得疾病基金许可，则按照克尔－德克原则（Kohll and Decker Procedure）处理，规定参保人跨国接受医疗服务所能享受的待遇限定在本国就医的待遇范围和待遇水平之内。

比利时 E112 表格申请的标准程序是：参保人向疾病基金专员申请，申请时须提供比利时医生的建议转诊报告。报告内容包括：对所需治疗和服务的描述；国内无法及时获得相关服务的描述和理由；

参保人健康和疾病状况；国外就医的优势；可提供相关服务的国外医疗机构。如果相关服务比利时国内医保制度并不保障，则无法获得许可；如果比利时国内能够及时提供相同质量的服务，则转诊不批准。如果 E112 表格获得许可，比利时按照就医国医保待遇提供补偿。如果比利时待遇高于就医国，则比利时医保基金对参保者按照比利时水平进行二次补偿。通常，私营医院拒绝 E112 表格。这时参保者需要适用 1996 年 7 月 3 日皇家法令 294 条相关规定 [Article 294 (§1, 2°) of the Royal Decree of 3 July 1996]，这一情况适用于向疾病基金专员提前申请、希望在国外获得更好的住院服务情况。在这一情况下，参保者可事先垫付国外就医费用，返回国内按照国内治疗相同疾病的补偿水平获得补偿。

此外，比利时有着非常多的边境合作。比利时特定边境地区居住的公民可通过一种特别的 E112 表格获得更便捷的跨境医疗服务。这一表格适用于在边境线 15 公里以内居住，并且希望到 25 公里以内他国医疗设施就医人群；住在欧本（Eupen）、马尔梅迪（Malmedy）、圣马丁圣维特（Sint-Vith）、阿尔隆（Arlon）、梅桑西（Messancy）、别里恩（Bouillon）、智美（Chimay）、库温和热迪恩（Couvin and Gedinne）等地的人；居住在维通和巴斯托涅（Virton and Bastogne）行政区的人；居住在梅丽耶（Mellier）、莱格利兹（Léglise）、恩波利亚（Ebly）、瑞斯雷（Juseret）、维特里和昂利耶（Vitry and Anlier）的人。这一表格被称为 E112 的边境版本，仅适用于特定服务（如医院服务和透析服务等）。

同时，居住在默兹河（Meuse）和莱茵河（Rhine）流域的 Euregio Meuse-Rhine 地区的国民可以使用 EMR E112 + 表格来简化授权程序。这一表格专门针对这一地区设计。默兹河和莱茵河流域的 Euregio Meuse-Rhine 地区包括比利时的列日和林堡省（Liège and Limburg），荷兰的北布拉邦省和林堡（North Brabant and Limburg），德国的亚琛（Aix-la-Chapelle）、比特堡（Bitburg）、布茹姆（Prüm）和道恩（Daun）地区。通过这一表格，参保者可以跨境得到未获疾病基金医学审核者同意的专科门诊服务、住院服务、处方药和医疗器械服务，但是，特定的医学服务仍需事先许可。

同时，比利时和法国医院之间的多个协议允许参保者不经过事先许可获得服务，其目的是改善医疗服务质量并提高医疗服务可及性。每一个相关协议都涉及特定情况和医院以及适用的人群。此外，在比利时和法国边境还有四个自由跨境就医的地区，这些地区允许居民自由选择各国医院就医。

## 九　启示

第一，在不调整各国医疗保障制度的情况下，跨国就医最重要的是建立各国间的协调机制。在政策制定时征询和尊重各国意见，政策落实时由各国相应代表组成的联合机构负责落实，同时欧洲议会进行质询和监督，欧盟法院负责处理未明确和没有涉及的情况。

第二，建立各国统一遵循的跨国异地就医规则至关重要。如欧盟在2008年制定的跨国就医相关规定对于跨国就医的各种情况、各国需要进行的合作都予以了明确。这是跨国就医顺畅进行的重要保障。

第三，分类管理也是重要经验。一是对异地就医人群进行分类管理，重点监督跨国转诊人群的适当性，增加前置审核环节，为有序就医奠定基础；二是依据在职异地就医人群异地时长分别管理，超过时长（通常为2.5年）的转为属地参保方式保障。此外，对于边境地区的居民，出于就医便利性（主要是距离）的需要，欧盟也给予特定简化版的申请和就医过程，部分边境地区实现了自由就医。

第四，统一的身份媒介和信息系统是确认身份并进行信息和资金交互的重要条件。欧盟通过 E 表格和欧洲医疗保险卡方式实现了身份的验证,其关键在于欧盟各国遵循统一的标准,E 表格和欧洲医疗保险卡在各国都能被有效识别。同时,欧盟跨国医疗费用传输交换和资金结算过程都通过统一的信息平台完成,这是跨国就医的重要媒介。

第五,异地就医并非仅有一种模式,需要允许各地依据自身特殊情况进行自主创新。从欧盟国家看,除了欧盟层面的异地就医协调和管理机制外,部分国与国之间还签订了特定的社会保障协议。此外,边境地区、旅游城市等地都有依据自身需求的特定合作协议,如点对点延伸医疗机构的方式。

# 第六章　异地就医管理服务关键问题讨论

## 一　异地就医诊疗和就诊行为的监管

在当前异地就医管理服务机制中，最为核心的问题是如何实现有效的监管和稽核。尤其是，如何对异地就医人数、人次和费用的高速增长进行监管和稽核。综合来看，异地就医人均和次均费用远远超过本地就医情况。同时，在各地落实医保总额控制的情况下，就医地医疗机构出现向异地就医人群进行成本转移的现象，将更多的新技术、新医药等政策范围外的服务和项目用在异地就医人群之上，导致异地就医人群待遇补偿水平远低于本地就医人群。

异地就医的监管问题实际涉及两个内容：一个是医疗机构诊疗行为的监督稽核，另一个是参保者就医行为的监督稽核。参保者异地就医行为的失范在垫付报销模式下非常突出，但随着各种类型联网即时结算方式的实现，这一问题逐步得到缓解。当前，最为突出的问题是如何有效监管异地就医中就医地医疗机构的行为。

当前，我国在异地就医文件中普遍要求的是就医地管理并将相应内容纳入就医地医保协议中，但从效果上看，比较有限，且省内情况好于跨省。各地医保经办机构对于落实就医地管理明显热情有限。一方面，是因为各地医保经办机构经办能力有限，在本地经办管理服务量不断增加、复杂程度不断提高的情况下，对于监督异地就医人群有心无力。另一方面，则是属地化管理的弊端：一是异地就医人群是缓解总额控制下经办机构和医疗机构之间紧张关系的重要部分，如果严格管理会导致两者关系的进一步恶化。同时，当地行政领导也不愿意医保经办机构对医疗机构针对异地就医人群的诊疗行为管理过于严格。二是异地就医管理成本最终要由就医地财政承担，当地财政往往不愿意增加此项支出。三是异地就医人群的医疗费用情况与就医地经办机构及行政领导之间没有直接关系，也缺乏考核机制。

因此，可以认为异地就医中就医地管理难以落实的根本原因在于属地化管理下，落实就医地管理既得罪医院和本地部分行政部门和领导，又增加投入，还不能获得回报，是机制层面的问题。

那么，能否通过某种机制将就医地管理与本地经办机构和行政领导的绩效有效地结合起来，以激励就医地主动管理？欧洲国家引入的风险调整机制（risk adjustment mechanism）有可能实现这一目标。风险调整机制的根本目的是在不违反按收入能力缴费的医保筹资公平原则的基础上，通过这一机制实现参保者风险和资金之间的匹配。主要原理是通过资金（保费）的再分配，实现本地区保障医保参保人群风险所需资金与获取的资金相一致。其微观层面为各类风险调整的人头费，根本机理是每人获得的人头费与其自身风险相适应。因此，我们可以考虑引入这一机制，首先以异地安置人员进行试点，将异地安置人员每年所需的资金量预测出来，每一个医保年度前拨付给就医地，由就医地经办机构将异地安置人员视作本地参保者纳入本地管理，不再进行医疗费用清算，相关管理责任由就医地承担。在试点成熟的基础上，逐步将各类长期异地就医人员纳入管理。

同时，我国不能按照欧盟国家的方式将长期异地就医人员转为属地化参保的根本障碍是退休后不缴费政策，各地不愿接纳接近退休人群属地参保。上述风险调整机制的应用可以有效地规避这一问题，通过变通的方式实现近似属地参保的效果。

此外，还需要对参保地转外医院的行为进行限制。对于异地转诊转院的人群，由于在总额控制下存在转外放松的情况，也有必要建立相应转诊转院与医院结算资金之间的关联机制，防止其出于对总额控制的考虑，随意将病人转诊转院。对于转诊转院人员可以采用同行审查的方式，在异地转诊转院治疗完成后，由相应专家依据相应病例等判断该疾病是否需要转诊转院，如参保地所述医疗机构拥有相应的诊疗能力，相应超支的医疗费用应由转出医疗机构承担。当然，为防止难以确诊情况下的转诊，可以设定一个转诊人群阈值，错误转诊超过一定数量或额度时，对其应结算资金进行相应的扣减。

## 二　实现全国范围内异地就医实时结算的方式选择

如前文述，我国已基本实现省内异地就医的实时结算，下一步的目标是探索全国范围内异地就医的实时结算。但这一目标的实现，包括建立全国性平台、建立区域性平台、点对点延伸定点医疗机构等多种方式。究竟选择何种模式或者采用怎样的组合方式，最能有效地实现全国范围内异地就医实时结算是一个重要问题。

建设全国性异地就医结算平台的方式，能够实现全国范围内异地就医的互联互通，全部异地就医数据都通过这一平台传输，能够有效地监测和分析全国异地就医情况。但缺点同样明显：一是数据传输层级多，需经过国家、省、市、县多个层次的传递，实时结算成功率存在隐忧；二是使用不足和过量使用的情况并存，无法照顾当前异地就医围绕几个中心地区集聚性分布的特点，部分区域之间互联使用频繁，部分地区线路使用率过低；三是全国性互联信息传输压力大，对防灾等基础设施和信息系统要求高；四是全国性改造成本较高。

建立区域性平台的方式，则是围绕各地异地就医习惯，围绕若干个异地就医中心搭建区域性异地就医平台，实现区域内信息和资金的互联互通。其优点非常明显：能够贴合目前以区域化异地就医为主的情况，平台使用率较高；接入方式相对灵活，可直接对地市或对省，信息传输效率高。缺点则是无法实现全国互联，如果通过与多个区域性平台逐个连接的方式实现全国互联，成本较高。

点对点延伸定点医疗机构的方式，则是各统筹地区按照本统筹地区异地就医习惯，选择异地就医较为集中的几家外地医疗机构作为定点医疗机构的方式。其最大的优点在于执行参保地管理，待遇和就医流程与参保地一致，公平性更好，也更方便参保地经办机构管理。缺陷是只能延伸数量有限的定点医疗机构。

因此，选择任何单一一种方式都并非最优选择，选择多种模式组合可能更为合理。本研究建议采取区域性平台和国家级平台并存、点对点延伸定点医疗机构和医保同城化为辅的方式。在异地就医呈现区域性集聚的情况下，由相应地市搭建区域性平台，由各省级平台或地市系统自愿与之相连，实现区域内医保信息和资金的互联互通。同时，搭建全国异地就医结算平台，将尚未纳入居住地管理的异地安置人员等长期异地就医人员、各省转诊的疑难杂症患者、缺乏区域性平台地区的异地就医人员纳入管理，用于弥补区域性平台的缺陷。同时，各地市、直辖市根据自身异地就医需要，自主决定点对点方式延伸定点医疗机构，作为省平台、区域性平台或全国性平台的重要补充。此外，还应借助省平台和区域性平台，逐步推动经济一体化较高区域内多个城市医保同城化。

### 三　异地就医信息的互联互通

我国各统筹地区自主研发医保信息系统导致信息标准不统一，

难以实现信息互联互通，这是当前异地就医实时结算遭遇的重要困境。如何实现不同统筹地区之间的互联互通是一个亟须解决的问题。

这一问题实质包含以下几个问题：

第一个是医疗保险结算三个目录编码和病案首页规范性传输和互认问题。这是异地就医费用稽核和结算的基础条件。

第二个是异地就医结算平台与各地经办机构和医疗机构的接口规范问题，这是确保就医明细数据传输准确性的关键。

第三个是参保人员的身份确认问题，需要有互认的媒介。

第四个是各地相关软硬件设备的升级问题。

为此，本研究建议：第一，逐步实现全国或区域范围内三个目录编码的对照和互认；第二，以 ICD - 10 为基础，结合各医疗机构疾病诊断库的异同，规范疾病分类编码，确保病案首页的规范性；第三，统一各地医保经办机构和医疗机构接口规范，保证明细数据的上传；第四，通过全国互认的社会保障卡或居民身份证实现身份的识别问题；第五，筹集专项经费用于各地异地就医软硬件设备的升级工作。

## 四　异地就医财务层面的互联互通

异地就医财务层面的障碍主要是无法保证医疗机构和就医地经办机构垫付资金及时地结算和清算。特别是对于异地就医较为集中的就医地经办机构和医疗机构而言，垫付压力巨大，如杭州垫支的费用占全省异地就医资金总量的 88%。另外一个障碍是基金运行出现赤字的参保地结算和清算速度缓慢，如新疆喀什由于基金透支，无法及时清算费用。

从当前各省省内异地就医结算平台看，部分省份设立了周转金，如云南、浙江、湖南等省；部分省份没有设立周转金，如福建、江苏等省。

部分省份未建立周转金机制的原因主要是财政、审计部门不允许参保地提前向其他地区拨付未曾发生的费用。这些省份采用的模式是，就医地医疗机构垫付，每季度各地区医保经办机构之间对账清算，再由就医地医保机构支付医疗费用。这一模式下，往往医疗机构垫资时间过长，因此抵触心理严重。

在拥有周转金机制的省份，也遭遇了地市上解周转金难以落实的问题。如湖南周转金为各统筹地区上年度医疗保险基金结余的2%，随着各统筹地区基金运行状况日益吃紧，上解资金份额越来越少，已不足支付一个月费用，拖欠医疗机构费用的问题严重。同时，由于各地医保基金状况日益吃紧，加上缺乏强制力和处罚措施，周转金上解不到位的情况不断恶化，拖欠严重，部分地区拖欠时间甚至长达半年。

因此，本书建议：为保证异地就医的顺利进行，各地需要从统筹基金中划出一定比例作为异地就医周转金上解（或划拨）到异地就医平台，从而减轻就医地医保和医疗机构的垫付压力，具体额度依据历年异地就医资金需求量确定。同时，国家层面应积极协商财政部、审计署出台相应的异地就医周转金财务规定，帮助各地落实周转金制度。

## 五　普通门/急诊、个人账户和门诊大病的异地就医管理服务

从各地异地就医费用实时结算方式看，当前主要解决住院费用的实时结算问题，当然许多地区也开始探索普通门/急诊、个人账户和门诊大病的实时结算问题。部分省内已基本实现全部待遇的实时联网结算。但是，大部分地区的跨省异地就医的普通门诊待遇仍需个人垫付，事后报销，核减个人账户费用后报销给个人。

个人账户方面，部分省市放开了个人账户管理，以简化异地就医

管理服务。如北京市将个人账户资金打入个人存折，可随时提取；山西省个人账户可转入银行卡，用于异地门诊费用；云南省省内个人账户可持卡消费，省外安置人员个人账户资金每年计息后退还本人。

门诊大病（特殊疾病）则因为各地门诊特殊疾病待遇类型不同，尚难以实现异地实时联网结算，仍采取垫付报销制。

因此，随着普通门诊统筹的逐步推进，可以尝试通过就医地目录、参保地待遇方式实现实时结算；对于长期异地就医的人员，如异地安置、异地退休后长期外地居住的人群，则应将个人账户资金转入个人银行卡，用于门诊或购药消费；门诊大病可建立不同层面平台的统一的门诊大病病种库，如国家级、省级和区域性平台的病种库，这些病种可以纳入平台实现实时结算，未纳入的病种仍采取垫付报销方式。

## 六　异地就医管理服务经办能力不足

随着异地就医人数、人次、金额、涉及业务范围的不断扩大，加之各地医保覆盖面、业务量和复杂程度不断上升，各级医保经办机构出现了异地就医经办能力不足的问题，许多地区甚至无法保证异地就医费用的审核。因此，如何解决异地就医经办服务能力不足的问题，特别是在政府不增编的情况下，如何解决这一难题成为完善异地就医管理服务机制的一个重要议题。

通常解决经办能力不足问题主要有两种思路。一种是传统的"建机构、养人"的方式，通过增设机构、增加编制、增加政府投入的方式，提高经办服务能力；另一种则是当前非常流行的政府购买服务方式，通过政府购买其他机构服务的方式，提高经办能力。在当前政府不愿意增加编制的情况下，显然只能通过购买服务的方式提高异地就医经办服务能力。

　　详细分析来看，异地就医实时结算下经办服务压力在不同经办机构间分布不均。参保地经办机构方面，得益于异地就医实时结算，从繁重的事后报销业务中解放出来；然而，面对不断增加的异地就医业务，相应费用终审和清算业务量不断上升。就医地经办机构方面，异地就医实时结算意味着服务参保人数和处理资金量的快速提高。省级经办机构、国家级经办机构以及区域性平台所在地经办机构则新增了维护和运行平台的经办任务。

　　故而，应用到异地就医中的政府购买服务含义应更加广泛，既包括医保经办机构代表政府购买的商业保险公司等机构提供的经办服务，还包括参保地政府向就医地经办机构和区域性平台所在地经办机构购买的相应经办服务。

　　因此，笔者建议：由于国家和省级经办机构有指导下级工作的义务，因而国家和省平台新增业务量所需成本应由国家和省财政承担，新增业务可通过本级政府购买服务方式向商业保险公司等机构购买获得。参保地经办机构除购买参保地其他机构提供的各类经办服务外，还需要购买就医地经办机构和区域性平台所在地经办机构的相应经办服务，当然也可以购买商业保险公司等机构的相应服务，以替代外地经办机构的相应服务。为落实购买经办服务的目标和效果，需要相关机构建立相应的监督考核机制和财务管理制度。

# 七　顺畅的异地就医结算和有序的就医秩序<br>之间的矛盾

　　随着异地就医管理服务机制日益顺畅，特别是异地就医费用联网结算的实现，各险种异地就医人数和人次都在快速增加，居民医保甚至出现异地就医人数翻倍上涨的情况。同时，异地就医目的地也日趋集中，逐步从邻近城市向省会城市集中，从省会城市转向区域性医学中心的倾向也开始出现。因此，全国异地就医平台的建设就遭遇了顺畅的异地就医管理服务与有序的就医秩序之间的矛盾，很有可能出现全国平台开放后，就医倾向从区域性医学中心转向全国性医学中心的情况。

为了破解这一难题，不妨借鉴欧盟经验。欧盟有两个法宝：一个是区分主观和客观异地就医，进行分别管理；另一个则是区分异地就医时间长短，进行分别管理。

区分主观和客观异地就医方面，欧盟认为跨国转诊就医为主观异地就医，所以需要提前审批，且手续较为繁琐。我国异地就医类型中主要以转外就医为主观异地就医，需要加强监管，参保地应强化事前的审批制度，由医疗机构专业人士行使转诊建议权，但是对于转诊机构需予以限制，并且规定转诊数量和不符合标准的转诊的处罚措施。对于其他非主观意愿的异地就医行为，应该使管理更加顺畅，但参保地经办机构需要注意甄别披着客观外衣的主观异地就医，并且制定相应的处罚措施和办法。

区分异地就医时间长短方面，欧盟国家将超过一定时长的异地就医人群转为属地参保，以参加长期居留国医疗保障制度的方式获得相应保障。但是，这一方式在我国面临巨大困难，其根本原因在于退休后不缴费制度阻拦了相当比例的人群转为属地参保。同时为防止医保移民，我国也不鼓励，甚至不允许属地参保。

但是，如前文所述，我国可以通过风险调整机制，采取向长期异地居住地医保经办机构拨付长期异地居住人员所需医保费用（按照科学测算）的方式，实现变相的属地化参保，只不过参保地统筹地区按照测算的每个人可能的费用支出向居住地医保经办机构购买相应的服务。

因此，我国应区分异地就医的主观和客观与否，进行分别管理。对于转外就医人员加强管理，并规定转外医院的相关责任、考核方法和违规处罚措施，形成主动管理的机制。

同时，区分异地就医（居住）的时间长短。对于长期异地居住（如一年以上的）的人员，采取调整人头费方式，由参保地经办机构向居住地购买相应服务，转为居住地管理，享受与居住地同样的政策和福利，但待遇标准仍按照参保地规定执行。对于短期异地就医人员，使用异地就医结算平台联网结算。

## 八　异地安置人员和长期异地居住人群之间的区别

从我国异地就医管理服务机制的发展情况看，异地安置人员一直是重点关注的一个群体。这基于如下几个判断：一是异地安置人员是特定历史原因（主要是政府原因）导致的特定问题，应首先予以解决；二是异地安置人员是主要的异地就医人群，解决这一群体的问题就解决了绝大多数异地就医问题。但在现实中，异地安置人员在异地就医人群中的占比不断下降，以 2012 年为例，各省上报的异地安置人员为 94.4 万人，相较于当年 370 万人的异地就医人群来说，比重并不高。另外，还需注意 2014 年《关于进一步做好基本医疗保险异地就医医疗费用结算工作的指导意见》界定的跨省异地安置退休人员仅指离开参保统筹地区长期跨省异地居住，并根据户籍管理规定已取得居住地户籍的参保退休人员，这使得异地安置人员的范围更加狭窄。显然，这样界定是异地就医集中城市压力下的相应政策妥协，主要是北京、上海等异地就医集中的城市出于经办服务压力考虑，不愿将更多的长期异地就医人员纳入本地管理。

现实中，随着经济社会发展，长期异地居住人群并非仅限于异地安置人群，退休后长期随子女居住、长期赴环境更适宜的地区居住、长期异地工作等情况都是规模较大的长期异地居住人员。除异地安置人员以外，这些人群也应按照异地就医时间的长短纳入本地管理。

关于异地就医集中城市的经办服务能力问题，可以通过参保地政府购买就医地经办机构服务方式予以缓解，同时结合风险调整机制下的资金划拨方式保证就医地获得足够应对长期异地就医人群风险的医保资金。

因此，本书建议：应转变当前仅将异地安置人员纳入本地管理的方式，按照异地居住的时间长短，将居住超过一定时长的人员纳入本地管理，同时由参保地政府向就医地经办机构支付相应人群的委托管理费用，并结合风险调整机制来满足就医地保障纳入本地管理的异地参保人群的就医资金需要。

# 第七章　完善异地就医管理服务机制的相关建议

## 一　基本目标

本书认为，完善医疗保险异地就医管理服务机制的目的应是更加便捷、更加有序、更加安全。

更加便捷指对于参保人、经办机构、医疗服务机构等主体而言，异地就医管理服务更加便捷，办理和服务程序进一步优化，进一步减少相应主体的事务和财务负担。

更加有序指异地就医管理服务机制中异地就医患者就医行为更加有序，各个主体提供的经办管理服务更加规范和有序，各个主体之间的财务和信息互联互通也更加有序。

更加安全特指医疗保险基金安全，指异地就医管理服务机制通过多方面的改善进一步加强基金安全。

## 二　基本原则

第一，细分异地就医人群，进行分类管理的原则。按照异地就医行为的主观性和客观性、长期性和短期性，分别确定各自的经办管理办法。对于客观性原因产生的异地就医，提供更加便捷的服务；对于主观性原因产生的异地就医，则强调其异地就医的合理性和秩序性。对于短期异地就医人群，主要依靠各种计算机联网结算的方式，提供异地就医管理服务；对于长期异地就医人群，则主要通过推动就医地（长期居住地）属地化管理方式，提供异地就医管理服务。

第二，参保地政府购买服务和政府间协商相结合。对于异地就医经办能力不足的问题，有两种解决方式：一方面，通过参保地政府购买就医地经办服务和商业保险机构等机构的经办服务方式弥补经办能力的不足；另一方面，强化各地区政府之间的协调和配合，强化政府层面的合作。

第三，强调建立机制，通过经济激励、政府考核等方式激励异地就医管理服务机制的自我优化。即更加强调通过政府监督管理和运用经济手段激励相应主体主动优化管理。

第四，实时结算平台与资金提前划拨相结合。对于短期异地就医人群，主要通过各种实时结算方式，提供经办管理服务。对于长期异地就医人群，则探索使用提前划拨风险调整资金的方式完成参保者异地就医资金的拨付。

第五，区分异地就医待遇，逐步推进异地就医实时结算。异地就医实时结算应以实现住院服务费用和信息的互联互通为首要任务，随后逐步改善门诊慢病（大病）的实时结算情况。个人账户可采用直接划账给个人的方式，简化异地就医管理服务。

第六，参保地待遇原则。参保地待遇原则指异地就医的参保者在异地就医获得的补偿水平不能超过本地就医人群的待遇水平，防止医保移民情况的出现，并保证不同就医人群之间的公平。

# 三　具体建议

## （一）改善信息的互联互通

### 1. 信息交互方式

通过区域性平台和国家级平台并存、点对点延伸定点医疗机构和医保同城化为辅的方式搭建异地就医信息交换的渠道。

一是鼓励以异地就医集中的就医地城市为中心，具备条件的省份、地市之间试行区域性平台跨省异地就医联网结算。其中，区域性平台主要负责区域内异地就医的联网结算，各统筹地区自愿接入。

二是建立全国性异地就医联网结算平台，逐步实现社保卡互认，并作为跨省异地就医重要平台之一，实现数据和资金的互联互通，逐步实现全国医保一卡通。全国平台主要接入各省平台，也可以接入区域性平台，主要将尚未通过某种方式纳入居住地管理的长期异地就医人员、各省转诊的疑难杂症患者、缺乏区域性平台地区的异地就医人员纳入管理，用于弥补区域性平台的缺陷。

三是各地市、直辖市根据自身需要，点对点延伸定点医疗机构，将之作为省平台或全国平台的补充和替代方式。

**2. 基础条件的完善**

第一，逐步实现全国或区域范围内三个目录编码的对照和互认，逐步建立全国统一的药品、诊疗项目、医疗服务设施标准库。

第二，以 ICD－10 为基础，结合各医疗机构疾病诊断库的异同，规范疾病分类编码，确保病案首页的书写规范性，统一全国名称和编码。

第三，统一各地医保经办机构和医疗机构接口规范，保证明细数据的上传。

第四，通过全国互认的社会保障卡或居民身份证实现身份的识别问题。

第五，筹集专项经费，用于各地异地就医软硬件设备的升级工作。

**（二）完善资金的互联互通**

**1. 完善周转金相关机制**

周转金是保证未纳入属地管理的异地就医患者医疗费用及时支

付的重要机制。

因此，本书建议各个异地就医结算平台（含国家平台、区域性平台、省平台等）建立异地联网结算周转金制度，接入的统筹地区划拨一定资金作为异地就医联网结算的周转金，并保障费用的及时清算和支付。

国家层面出台相应的异地就医结算周转金制度相关文件，完善异地就医结算基金支付管理办法，为各地建立异地就医基金专户和确保基金支付提供依据，明确各级财政异地就医联网结算工作的职责。异地就医周转金的规模应根据往年的需求情况确定。

**2. 长期异地就医人群属地化参保资金的划拨机制**

对长期异地就医人群通过基于风险调整的人头费方式划拨资金对长期居住地实行属地化管理是本研究的一个创新建议。具体做法是：依据相关历史数据，明确每位长期异地就医人群的疾病风险程度并确定每一位的人头费水平，汇总后拨付给长期异地居住地经办机构，由居住地将其纳入本地管理。

在理论层面，相当于参保地经办机构向就医地经办机构为长期异地居住人群购买了一份保险（承诺），这份保险的保费与异地就医个人的风险程度相对应。这是借鉴欧盟和美国对长期异地就医人群采取属地参保方式保障并规避我国因为退休后不缴费等制度设计导致无法实现属地参保情况下的政策创新。

本书建议选择部分地区进行相应试点，当然此方式也需要相应的财务配套制度。

### （三）完善管理服务措施

**1. 分类管理，形成自我改善的相关机制**

主要是通过分类管理方式，精细化设计各类人群的管理方法，形成以经济激励为主要纽带的管理服务自我改善机制。

第一，将长期异地居住人群纳入就医地管理，逐步形成就医地主动管理的机制。

一是将长期异地居住人群纳入就医地（居住地）属地管理，除待遇政策仍遵照参保地规定执行外，所有医保就医管理服务都与本地参保者一致。

二是以事前参保地拨付风险基金到就医地的方式替代当前的就医地垫付、事后清算的方式。这一方式下，参保地以科学测算、双方认可的风险调整机制计算人头费，将与异地就医人群风险程度相当且匹配参保地待遇水平的资金以年为单位支付给就医地医保经办机构，就医地经办机构使用该资金支付相应异地就医人群待遇，超支不补、结余滚存。

三是参保地政府以事先协商确定的标准购买就医地为异地就医人群提供的属地化管理服务。

第二，转外就医人群完善参保地管理制度，形成参保地医疗机构和经办机构主动管理的相应机制。一是强化参保地审核、申请制度，完善管理办法，强化转外就医人群的管理。二是强调发挥参保地医疗机构作用，建立转外就医机制考核结果与推荐转外医院结算资金之间的关联机制，防止医疗机构因总控压力盲目转外。同时，为各医疗机构设立错误转院阈值，允许因病情原因出现一定的错误转诊，但一旦超过阈值立即对其进行处罚。三是购买就医地经办机构或商业保险公司等机构的经办服务，协助确定就医地医疗机构诊疗行为的真实性和恰当性。

第三，因客观原因临时异地就医的人群，如短期公务出差、旅游、探亲等，则主要依赖平台的实时结算。通过社会保障卡或居民身份证方式确定身份。参保地政府购买就医地经办机构或商业保险机构的相关异地就医服务。

## 2. 完善参保地购买经办服务的管理办法

第一，全国需首先出台异地就医的协查制度，便于对异地就医行为进行服务和监管，解决协作问题。探索以政府购买经办服务的方式支付异地协查服务费用的机制，增加就医地协助监管的积极性。同时，鼓励积极探索购买商业保险公司等机构经办服务的方式。

第二，需要中央政府明确异地就医管理服务的规范和流程，明确各级经办机构的定位，并以此为基础确定各级经办机构的异地就医管理服务量和相应投入之间的关系、确定办法等关联机制，以便各地政府明确购买经办服务的内容、数额和服务量。

第三，明确购买异地就医经办服务的方式和方法，明确监管责任主体，出台配套措施。明确参保地政府购买就医地经办机构或商业保险公司等机构经办服务的管理方法和资金划拨的财务制度。

# 参考文献

## 一 中文文献

[1] 本刊记者. 异地就医管理破茧——访劳动保障部社保中心副主任吴光 [J]. 中国社会保障, 2008 (2).

[2] 毕向东. 建设转诊信息平台 强化异地就医监管 [C]. 医疗保险异地就医服务管理区域协作论坛论文集. 2008.

[3] 曹安辉, 白志勤, 韩英伟. 关于与泛珠三角区域建立医保异地就医结算的设想 [J]. 中国卫生经济, 2009 (9): 56-57.

[4] 程沛然, 陈澍, 陈英耀. 医疗保险异地就医管理政策的案例分析 [J]. 中国卫生资源, 2015 (1): 53-56.

[5] 崔洁, 宋静, 张宏. 如何做好异地就医管理服务工作探讨 [J]. 山东人力资源和社会保障, 2009 (11).

[6] 戴伟, 龚勋, 王淼淼, 等. 医疗保险异地就医管理模式研究述评 [J]. 医院管理论坛, 2010, 26 (12): 41-44.

[7] 戴伟, 龚勋. 异地就医管理存在的问题与对策 [J]. 中国药物经济学, 2007, 24 (10): 29-32.

[8] 丁春庭. 探索办法, 创新手段 提高异地就医管理服务水平 [C]. 医疗保险异地就医服务管理区域协作论坛论文集. 2008.

[9] 段政明. 异地就医管理的几点思考 [J]. 中国社会保障, 2014 (4): 80-81.

［10］傅松涛. 宁波市区统筹异地就医情况浅析［J］. 卫生经济研究，2011（9）：21－23.

［11］谷银丽. 四川省医疗保险异地就医管理中目前存在的问题和解决办法［C］. 医疗保险异地就医服务管理区域协作论坛论文集. 2008.

［12］韩志奎. 即时结算决非治本之道［J］. 中国医疗保险，2014（7）：23.

［13］何广胜，刘义平. 建立异地就医一体化协管机制［C］. 医疗保险异地就医服务管理区域协作论坛论文集. 2008.

［14］何文炯，蒋可竟，朱云洲. 异地就医便捷化与医保基金风险——基于 A 县的分析［J］. 中国医疗保险，2014（12）：15－17＋20.

［15］贺国俊，乌家伟，曾乔林. 托管协作：让异地就医不再难［J］. 中国社会保障，2009（7）：80－81.

［16］胡大洋. 异地就医管理误区与难点分析［J］. 中国医疗保险，2014（3）：41－43.

［17］湖北省医保中心. 建立融合共享的区域协管模式——对异地就医服务管理模式的探索与思考［J］. 中国医疗保险，2009（7）：27－29＋26.

［18］黄华波. 跨省就医即时结算：风险与监管［J］. 中国医疗保险，2014（10）：16－18.

［19］贾洪波. 欧盟跨国医疗保障政策协作机制分析［J］. 价格月刊，2009（5）：63－65＋73.

［20］李妍，熊武. 云南省完善医疗保险异地就医服务管理的现实选择［J］. 保险研究，2010（5）：27－34.

［21］刘明生. 加强医疗保险异地就医管理的思考［J］. 改革与开放，2010（8）：66＋69.

［22］刘铌. 创新管理机制 破解异地就医难题——湖北省异地就医

现状分析及对策建议 [J].中国医疗保险, 2009 (1): 46-47.

[23] 刘玮玮, 贾洪波.基本医疗保险中异地就医管理研究 [J].中国卫生经济, 2011, 30 (6): 15-17.

[24] 罗芳, 李兴莉, 杨松, 等.重庆江津区异地就医费用报销管理难点及建议 [J].中国医疗保险, 2014 (7): 46-48.

[25] 罗玉君.浅谈异地就医医疗管理 [C].医疗保险异地就医服务管理区域协作论坛论文集.2008.

[26] 苏一华, 吴学武.化解异地就医管理难题对策研究 [J].人事天地, 2014 (8): 28-32.

[27] 孙定鸿, 夏驰, 周旅海.异地就医的医疗管理、支付政策及解决办法 [C].医疗保险异地就医服务管理区域协作论坛论文集.2008.

[28] 汤淑琴, 张承杰, 王瑞霞.异地就医化"异"为同 [J].中国石油企业, 2010 (7): 84-85.

[29] 田芬.全民医保亟待打破"十不"瓶颈 [J].中国医疗保险, 2014 (3): 20-23.

[30] 万虹, 陈莎丽, 刘瑞林, 等.如何做好异地就医参保人的服务与管理 [J].中国医院, 2012, 16 (1): 69-71.

[31] 王虎峰, 元瑾.医保异地就医即时结算五大模式 [J].中国医院院长, 2014 (20): 67-69.

[32] 王虎峰.全民医保制度下异地就医管理服务研究——欧盟跨国就医管理经验借鉴 [J].中共中央党校学报, 2008 (6): 77-82.

[33] 王健, 周绿林.异地就医管理理论与政策研究 [J].中国卫生事业管理, 2009, 26 (12): 802-803.

[34] 王喆.吉林省异地就医管理服务实践探索 [J].中国医疗保险, 2014 (12): 47-49.

[35] 吴光.破解异地就医难, 曙光在前! [J].中国医疗保险, 2009

（7）：21 – 23.

[36] 夏锐，张晓，仝晶晶．江苏省异地就医现状分析及对策研究
[J]．中国医院管理，2009（4）：58 – 60.

[37] 萧江．异地就医：成本控制是关键[J]．中国社会保障，2009
（11）：73.

[38] 晓前．异地就医的两个着力点[J]．中国医疗保险，2011（4）：5.

[39] 谢莉琴，李亚子，那旭．基于各级新农合信息系统实现异地就医
管理实践与问题研究[J]．中国数字医学，2014（12）：6 – 8.

[40] 徐书贤．解开异地医保即时结算关键之结　专访中国人民大学
医改研究中心主任、公共管理学院教授王虎峰[J]．中国医院
院长，2014（20）：64 – 66.

[41] 徐书贤．异地医保互通　关山待越[J]．中国医院院长，2014
（20）.

[42] 杨玉琳．异地安置退休人员医疗费用现状分析——以青海省本
级为例[J]．中国医疗保险，2012（8）：21 – 23.

[43] 杨玉琳．异地与本地就医费用比较及合作进程[J]．中国医疗
保险，2011（4）：40 – 41.

[44] 医疗保险"一卡通"技术标准体系研究课题组．湖南省医疗保
险异地就医服务与管理[J]．中国医疗保险，2010（1）：19 – 22.

[45] 张苗，刘晴．异地就医：从区域协作到全国统筹[J]．中国社
会保障，2008（6）：74 – 75.

[46] 赵歆妍．有节制的方便异地就医[J]．中国医疗保险，2014
（7）：24.

[47] 中国医疗保险研究会．异地就医服务与管理研究综述[J]．中
国医疗保险，2009（10）：33 – 34.

[48] 周云飞，龚忆莼，金辉，等．参保人员异地就医管理的做法与
探索[C]．医疗保险异地就医服务管理区域协作论坛论文

集 . 2008.

[49] 邹萃 . 结算 "出手", 打通异地就医通道 [J]. 中国社会保障, 2010 (8): 84 – 85.

[50] 邹萃 . 为了异地就医不再难 [J]. 中国社会保障, 2010 (2): 70 – 72.

## 二 英文文献

[1] Daniela Bartolo. Access to Cross-Border Health Care in the European Union: Implications for Malta [J]. Elsa Malta Law Review, 2012, 2: 75 – 92.

[2] Decoville A. , Durand F. , Sohn C. , et al. Comparing Cross-border Metropolitan Integration in Europe: Towards a Functional Typology [J]. Journal of Borderlands Studies, 2013, 28 (2): 221 – 237.

[3] Gabriele M, Silvia F, Francesca C, et al. Patient Mobility for Cardiac problems: A Risk-adjusted Analysis in Italy [J]. Bmc Health Services Research, 2013, 13 (1): 1 – 9.

[4] Gilmour D. Cross-border Healthcare: A Patient's Choice [J]. Journal of Perioperative Practice, 2009, 19 (6).

[5] Glinos I. A. , Doering N. , Maarse H. Travelling Home for Treatment and EU Patients' Rights to Care Abroad: Results of a Survey among German Students at Maastricht University[J]. Health Policy, 2012, 105 (105): 38 – 45.

[6] Herman H. E. G. M. Patients' Rights in the European Union: Cross-border Care as an Example of the Right to Health Care [J]. The European Journal of Public Health, 1997, 7 (suppl 3): 11 – 17.

[7] Hermans H. E. G. M. Cross-border Health Care in the European Union: Recent Legal Implications of "Decker and Kohll" [J]. Jour-

nal of Evaluation in Clinical Practice, 2000, 6 (4): 431 - 439 (9).

[8] Jamison J., Butler M. Removing the Barriers: An Initial Report on the Potential for Greater Cross-Border Co-operation in Hospital Services in Ireland [M]. Centre for Cross Border Studies, 2007.

[9] Jelfs E., Baeten R. Simulation on the EU Cross-border Care Directive: Final Report [R]. Brussels: OSE/EHMA, 2012.

[10] Kanavos P., Richards T. Cross Border Health Care in Europe: European Court Rulings Have Made Governments Worried [J]. Bmj Clinical Research, 1999, 318 (7192): 1157 - 1158.

[11] Kifmann M., Wagner C. Implications of the EU Patients-'Rights Directive in Cross-Border Healthcare on the German Sickness Fund System [C]. Rosella Levaggi and Marcello Montefiori (eds.), Health Care Provision and Patient Mobility: Health Integration in the European Union. Springer Milan, 2014: 49 - 66.

[12] Legido-Quigley H., Parra D. L. Health Care Needs of British Pensioners Retiring to Spain: An Agenda for Research [J]. Eurohealth, 2007, 13 (4): 14 - 18.

[13] Matthias Wismar, Willy Palm, Josep Figueras, Kelly Ernst, Ewout van Ginneken. Cross-border Health Care in the European Union: Mapping and Analysing Practices and Policies [M]. Copenhagen: WHO Regional office for Europe. 2011.

[14] Mchale J. V. The New EU Healthcare Rights Directive: Greater Uniformity? [J]. British Journal of Nursing, 2011, 20 (7): 442 - 444.

[15] McKee M., Belcher P. Cross Border Health Care in Europe [J]. BMJ, 2008, 337: a610.

[16] Pennings G., Autin C., Decleer W., et al. Cross-border Repro-

ductive Care in Belgium [J]. Human Reproduction, 2009, 24 (12): 3108 – 3118.

[17] Rosenmöller M., McKee M., and Baeten R. Patient Mobility in the European Union: Learning from Experience [M]. Copenhagen: WHO Regional Office for Europe. 2006.

[18] Schmucker R. Transnationale Solidarität? Grenzüberschreitende Gesundheitsversorgung in der Europäischen Union [J]. Das Gesundheitswesen, 2010, 72 (3): 150 – 153.

[19] Spyrou S., Vartzopoulos D., Bamidis P., et al. Cross-border Collaboration between Greece and FYROM: Mobile Healthcare Provision [J]. Studies in Health Technology and Informatics, 2007, 136: 653 – 658.

[20] Suñol R., Garel P., Jacquerye A. Cross-border Care and Healthcare Quality Improvement in Europe: The MARQuIS Research Project [J]. Quality and Safety in Health Care, 2009, 18 (Suppl 1): i3 – i7.

[21] Vallejo P., Sunol R., Van Beek B., et al. Volume and Diagnosis: An Approach to Cross-border Care in Eight European Countries [J]. Quality and Safety in Health Care, 2009, 18 (Suppl 1): i8 – i14.

# 中国劳动保障科学研究院
# 2016 年"科思论丛"系列图书

[1]《中国劳动保障发展报告（2015 年劳动保障蓝皮书）》（刘燕斌　主编）

社会科学文献出版社 2015 年出版

[2]《中国劳动保障发展报告（2016 年劳动保障蓝皮书）》（刘燕斌　主编）

社会科学文献出版社 2016 年出版

[3]《国际人力资源社会保障报告（2016）》（莫荣　主编）

中国劳动社会保障出版社 2015 年出版

[4]《国际人力资源社会保障报告（2016）》（莫荣　主编）

中国劳动社会保障出版社 2016 年出版

[5]《中国薪酬发展报告（2015 年）》（刘学民　主编）

中国劳动社会保障出版社 2015 年出版

[6]《中国农民工政策研究》（金维刚　石秀印　主编）

社会科学文献出版社 2016 年出版

[7]《北京市社会保险发展报告》（人社部社保研究所　北京市人社局　著）

社会科学文献出版社 2016 年出版

[8]《中国养老保险制度改革研究》（金维刚 等　著）

清华大学出版社 2017 年出版

[9]《我国上市公司高管薪酬性别差异研究》（陈玉杰　著）

中国言实出版社 2016 年出版

[10]《企业职工带薪年休假制度研究》（李娟　著）

中国言实出版社 2017 年出版

[11]《当前我国劳动基准面临的问题和对策研究》（李娟　著）

中国言实出版社 2016 年出版

[12]《我国职业技能实训基地建设问题研究》（陈玉杰　著）

中国言实出版社 2017 年出版

[13]《职业培训对改善就业质量的作用研究》（徐艳　著）

中国言实出版社 2017 年出版

[14]《异地就医管理服务机制研究》（赵斌　著）

社会科学文献出版社 2017 年出版

[15]《完善医疗保障制度和管理服务》（王宗凡　著）

中国言实出版社 2016 年出版

[16]《养老金支付缺口模型与应用研究》（米海杰　著）

中国言实出版社 2016 年出版

[17]《国外养老金制度改革对劳动者退休行为的影响》（杨洋　著）

中国言实出版社 2016 年出版

[18]《新型城镇化下农业转移人口养老保险问题研究》（俞贺楠　著）

中国言实出版社 2016 年出版

[19]《养老金双轨制现状评估及制度改革的实证研究——基于收入再分配效
应视角》（童素娟　著）

浙江大学出版社 2016 年出版

[20]《养老金调整机制国际比较研究》（翁仁木　著）

中国言实出版社 2016 年出版

[21]《工伤保险医疗费用管理机制研究》（赵永生　刘庚华　著）

中国言实出版社 2016 年出版

[22]《就业城乡一体化——苏州创新发展实践》（中国劳动保障科学研究院
苏州市人力资源和社会保障局　编著）

中国言实出版社 2016 年出版

[23]《中国青年就业创业问题研究》（鲍春雷　著）

社会科学文献出版社 2017 年出版

[24]《当代大学生择业及就业问题研究》（安晓东　著）

中国言实出版社 2016 年出版

[25]《山东省大学生创业及其保障机制研究》（王莹　于真真 等　著）

中国言实出版社 2016 年出版

[26]《河南省大学生创业研究》（张瑞林 等　著）

中国言实出版社 2017 年出版

[27]《我国小企业劳动关系问题研究》（苏海南　胡宗万 等　著）

中国言实出版社 2016 年出版

[28]《我国建筑行业劳务分包用工现状、问题及对策研究》（高亚春　著）

中国言实出版社 2016 年出版

[29]《人力资源服务产业园区发展模式研究》（崔艳　著）

中国言实出版社 2016 年出版

[30]《政府购买公共就业人才服务研究》（韩巍　著）

中国言实出版社 2016 年出版

[31]《战略性企业社会责任》（许英杰　石颖　著）

中国言实出版社 2016 年出版

[32]《广西人才集聚研究报告》（2015）（李国君 等　著）

中国言实出版社 2016 年出版

[33]《苏州市劳动者职业素质培训研究》（丁赛尔 等　著）

中国劳动社会保障出版社 2015 年出版

[34]《北京市职业培训模式初探》（许金华　著）

中国言实出版社 2016 年出版

[35]《中国劳动科学研究报告集（2014 年度）》（郑东亮　主编）

中国劳动社会保障出版社 2016 年出版

[36]《中国劳动科学研究报告集（2015 年度）》（郑东亮　主编）

中国劳动社会保障出版社 2016 年出版

［37］《探索与创新——中国劳动保障科学研究院 2015 年青年科研成果集》
（刘燕斌　主编）

中国劳动社会保障出版社 2015 年出版

［38］《探索与创新——中国劳动保障科学研究院 2016 年青年科研成果集》
（刘燕斌　主编）

中国言实出版社 2016 年出版

**图书在版编目（CIP）数据**

异地就医管理服务机制研究／赵斌著. —— 北京：
社会科学文献出版社，2017.5
（科思论丛）
ISBN 978 - 7 - 5201 - 0515 - 6

Ⅰ.①异… Ⅱ.①赵… Ⅲ.①医疗卫生服务 - 管理体
制 - 研究 - 中国 Ⅳ.①R199.2

中国版本图书馆 CIP 数据核字（2017）第 056576 号

科思论丛
**异地就医管理服务机制研究**

著　　者／赵　斌

出 版 人／谢寿光
项目统筹／刘　荣
责任编辑／刘　荣　韩晓婵

出　　版／社会科学文献出版社·独立编辑工作室（010）59367011
　　　　　　地址：北京市北三环中路甲 29 号院华龙大厦　邮编：100029
　　　　　　网址：www.ssap.com.cn
发　　行／市场营销中心（010）59367081　59367018
印　　装／北京季蜂印刷有限公司

规　　格／开　本：787mm × 1092mm　1/16
　　　　　　印　张：10　字　数：129 千字
版　　次／2017 年 5 月第 1 版　2017 年 5 月第 1 次印刷
书　　号／ISBN 978 - 7 - 5201 - 0515 - 6
定　　价／79.00 元